멋진 트리

두 그림의 다른 부분 5곳을 찾아 동그라미 해보세요.

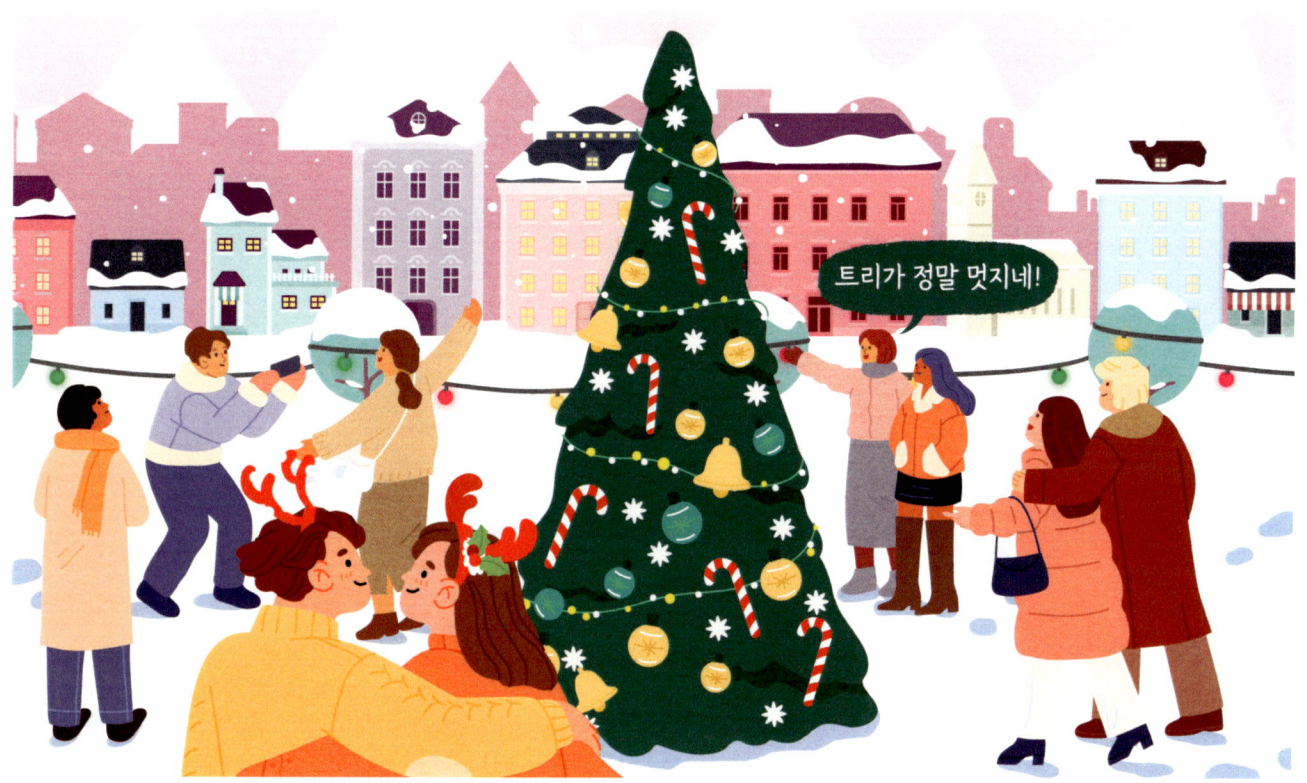

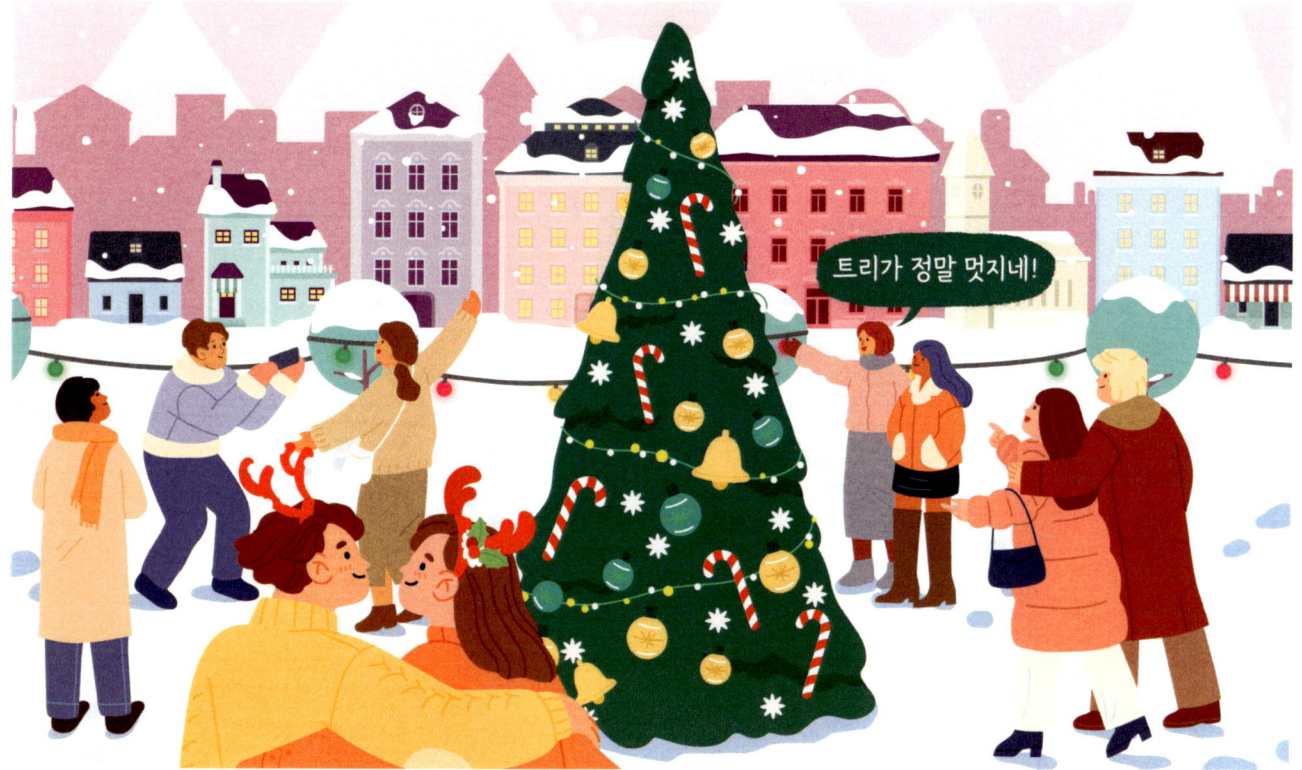

신속한 배달

두 그림의 다른 부분 5곳을 찾아 동그라미 해보세요.

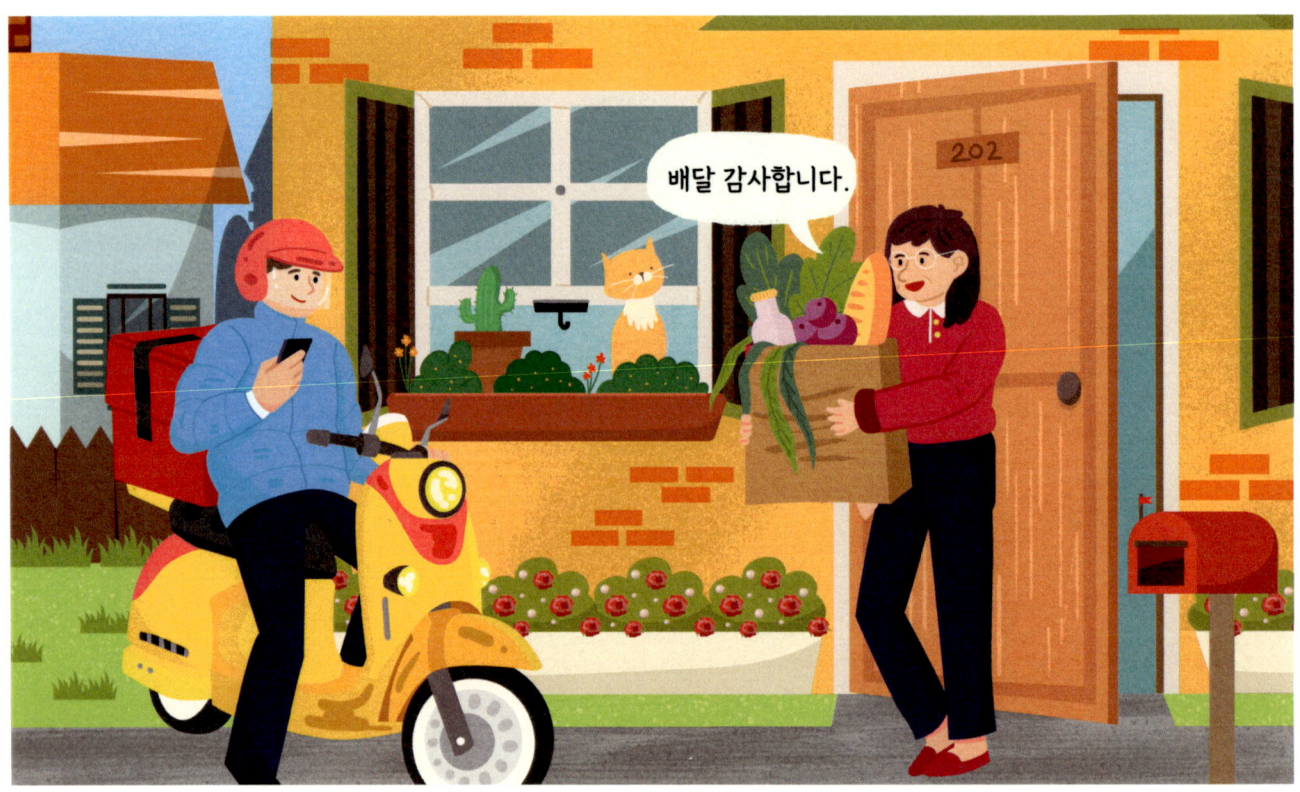

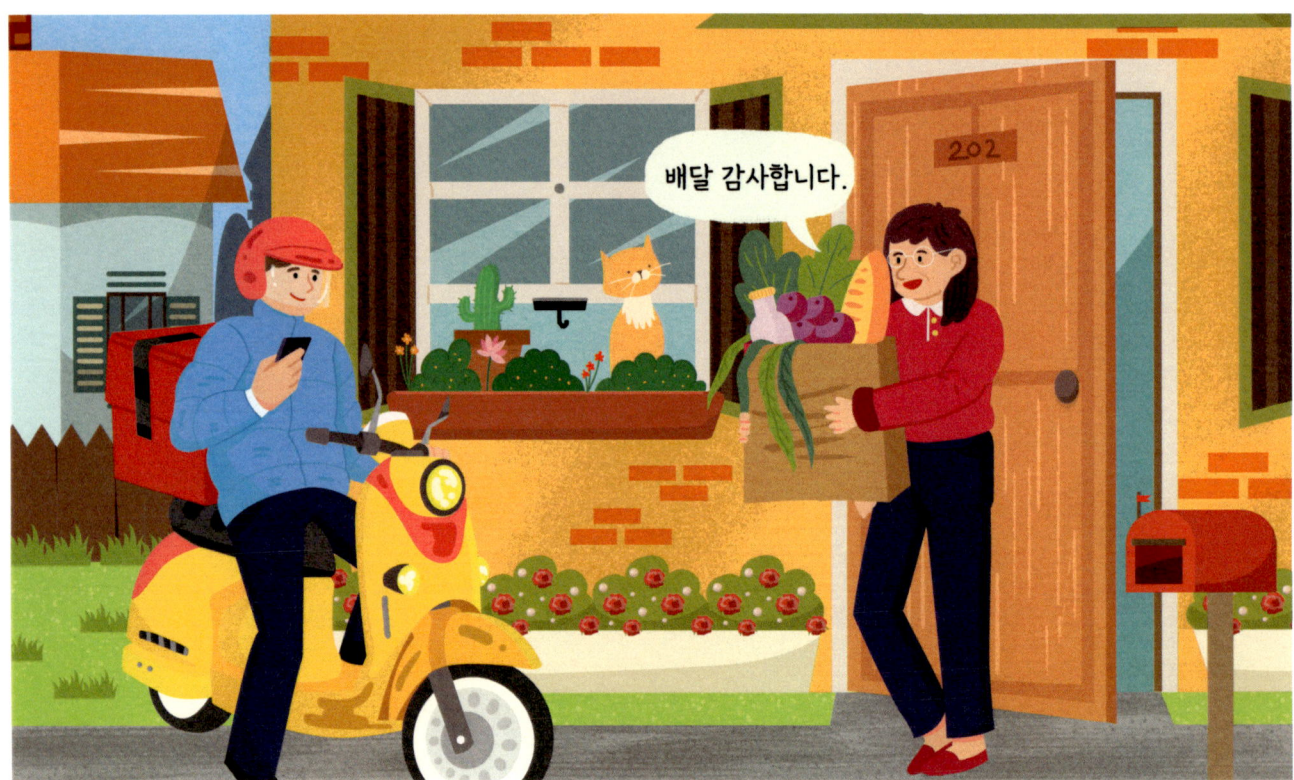

공원 산책

두 그림의 다른 부분 5곳을 찾아 동그라미 해보세요.

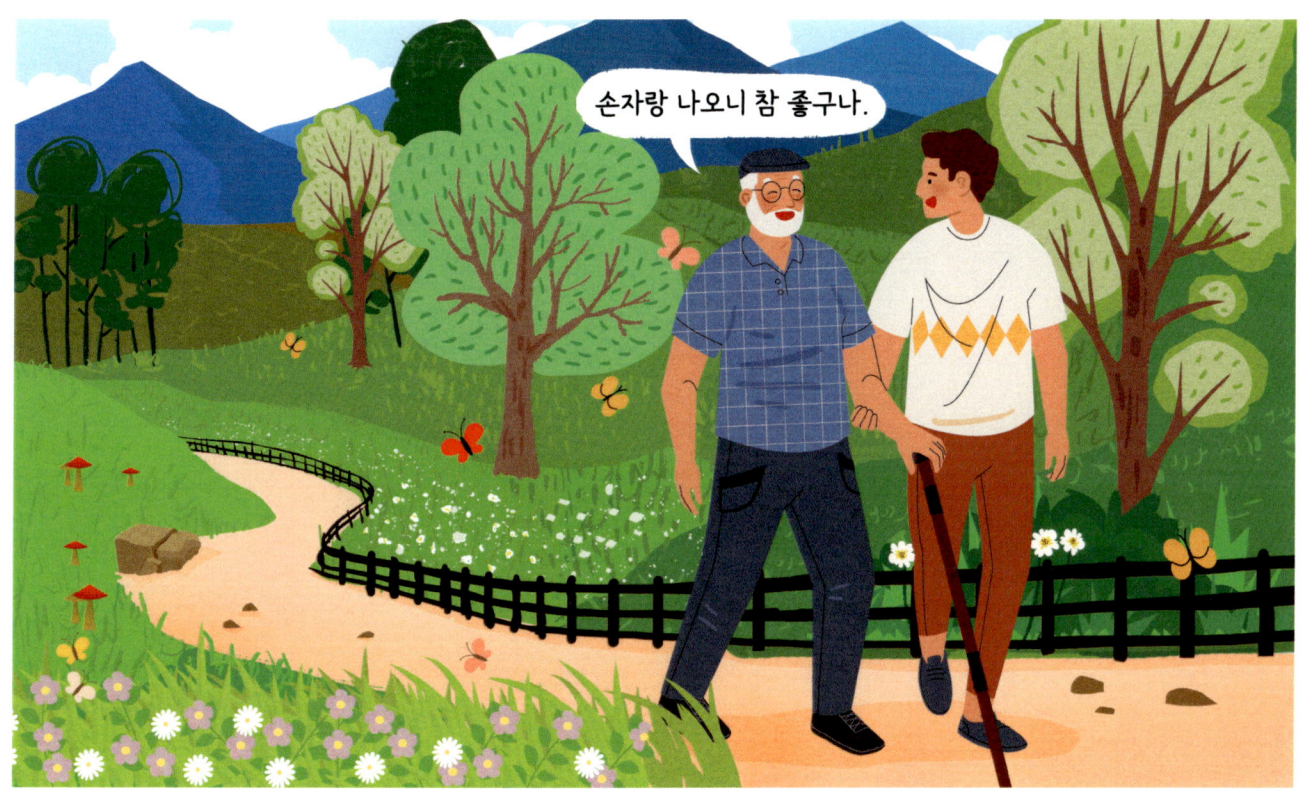

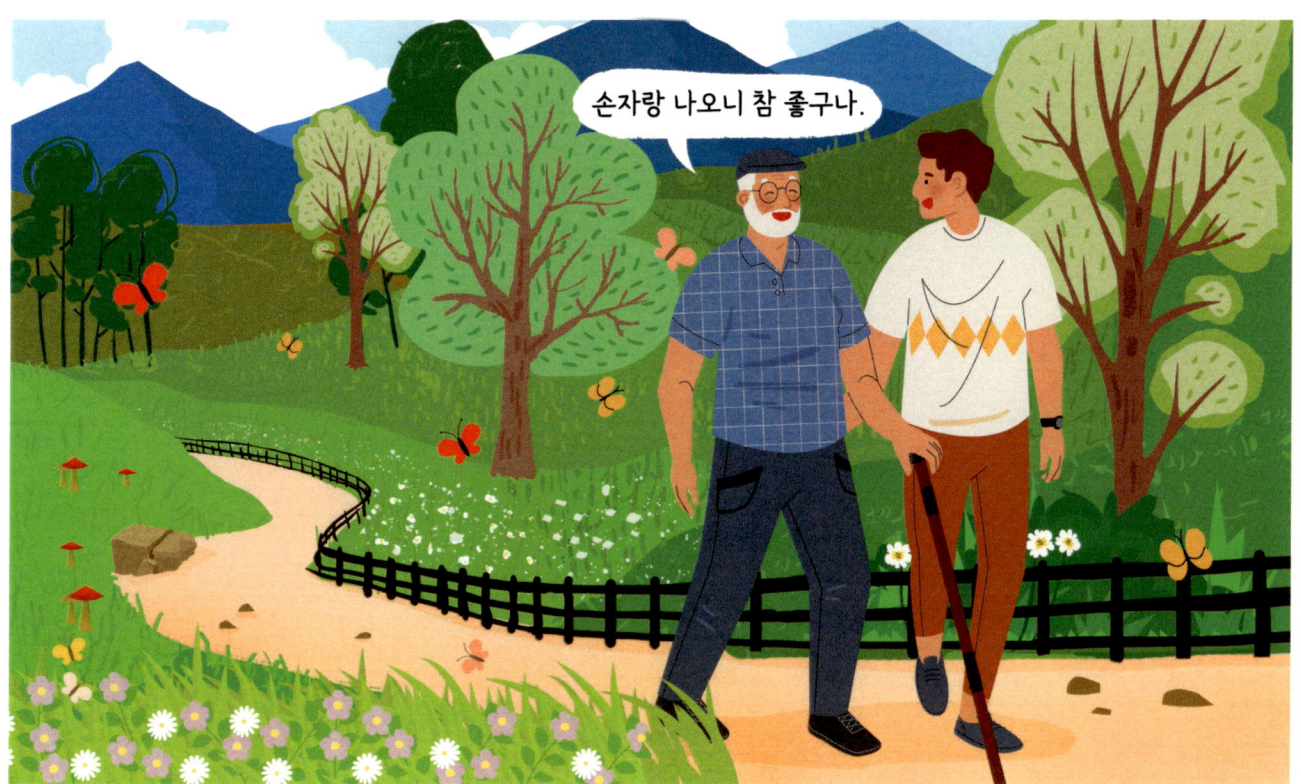

마추픽추

두 그림의 다른 부분 5곳을 찾아 동그라미 해보세요.

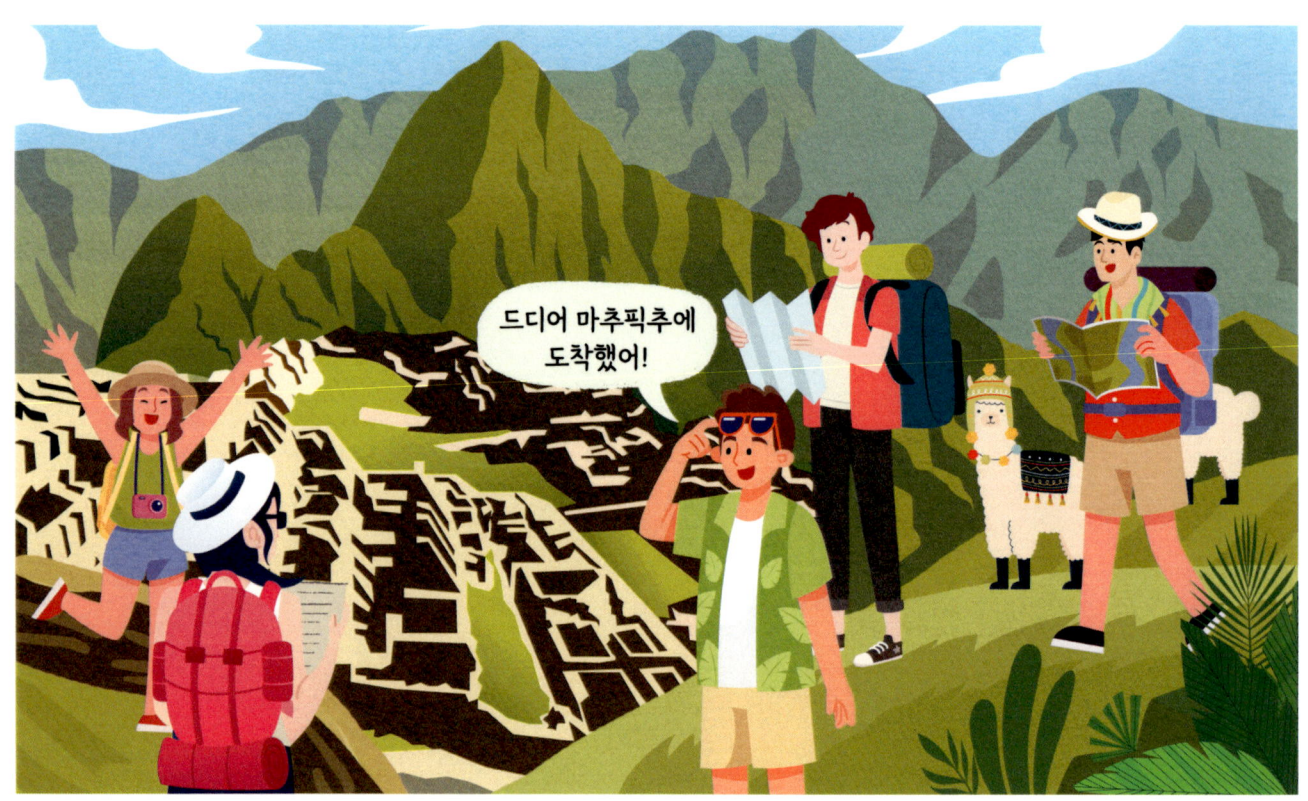

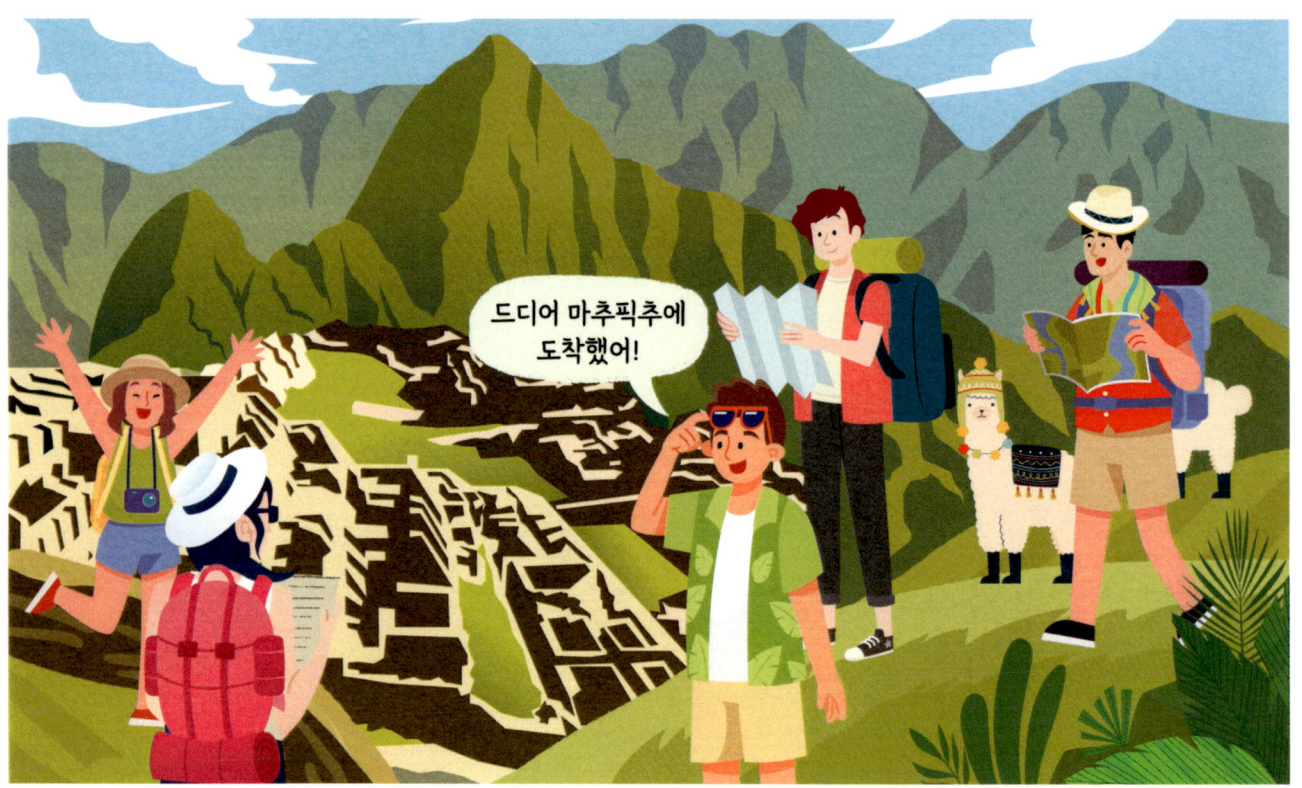

소독차

두 그림의 다른 부분 5곳을 찾아 동그라미 해보세요.

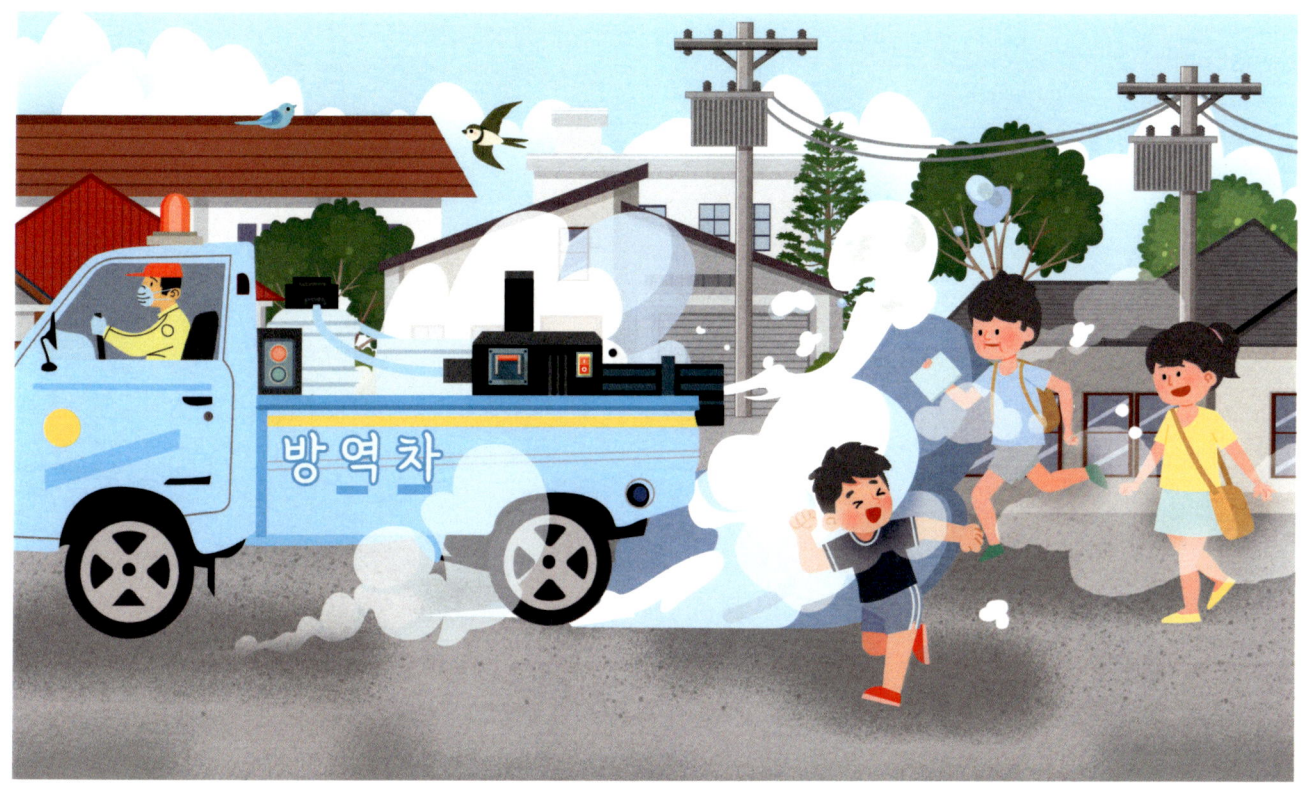

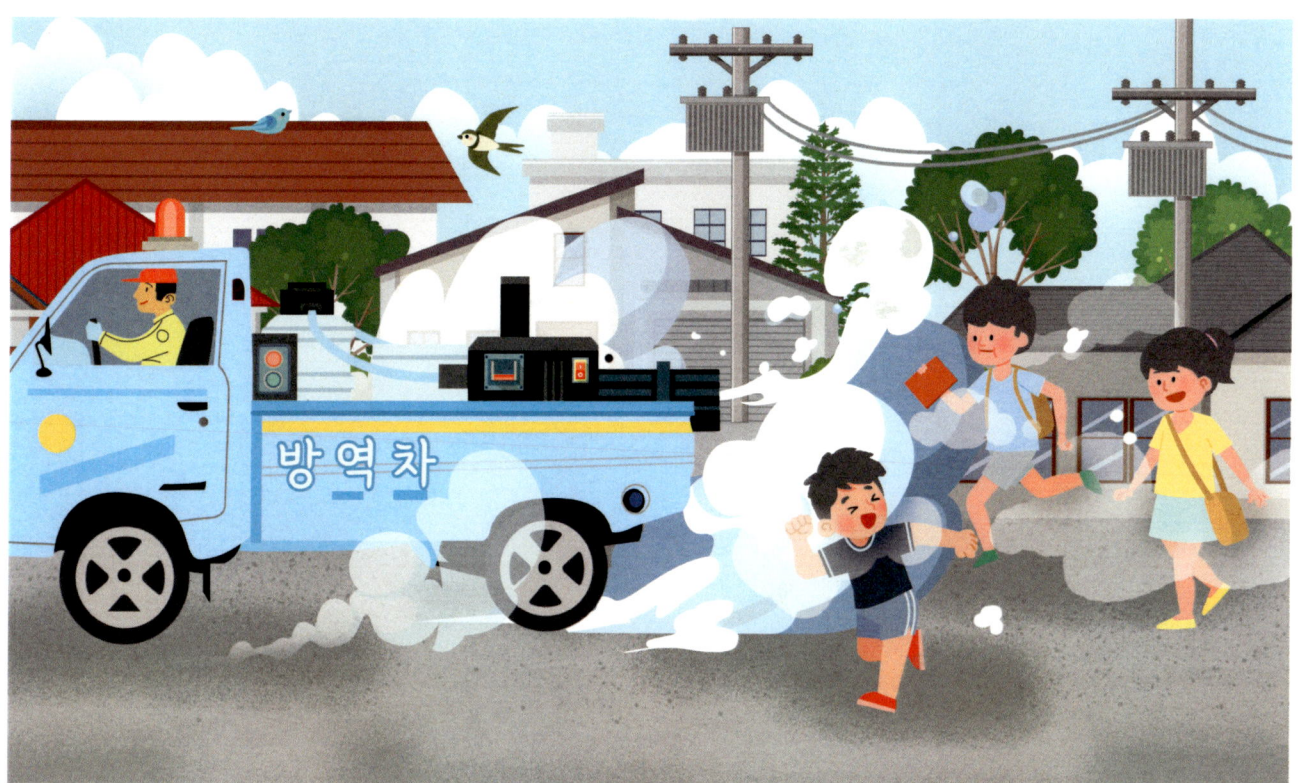

도자기 만들기

두 그림의 다른 부분 5곳을 찾아 동그라미 해보세요.

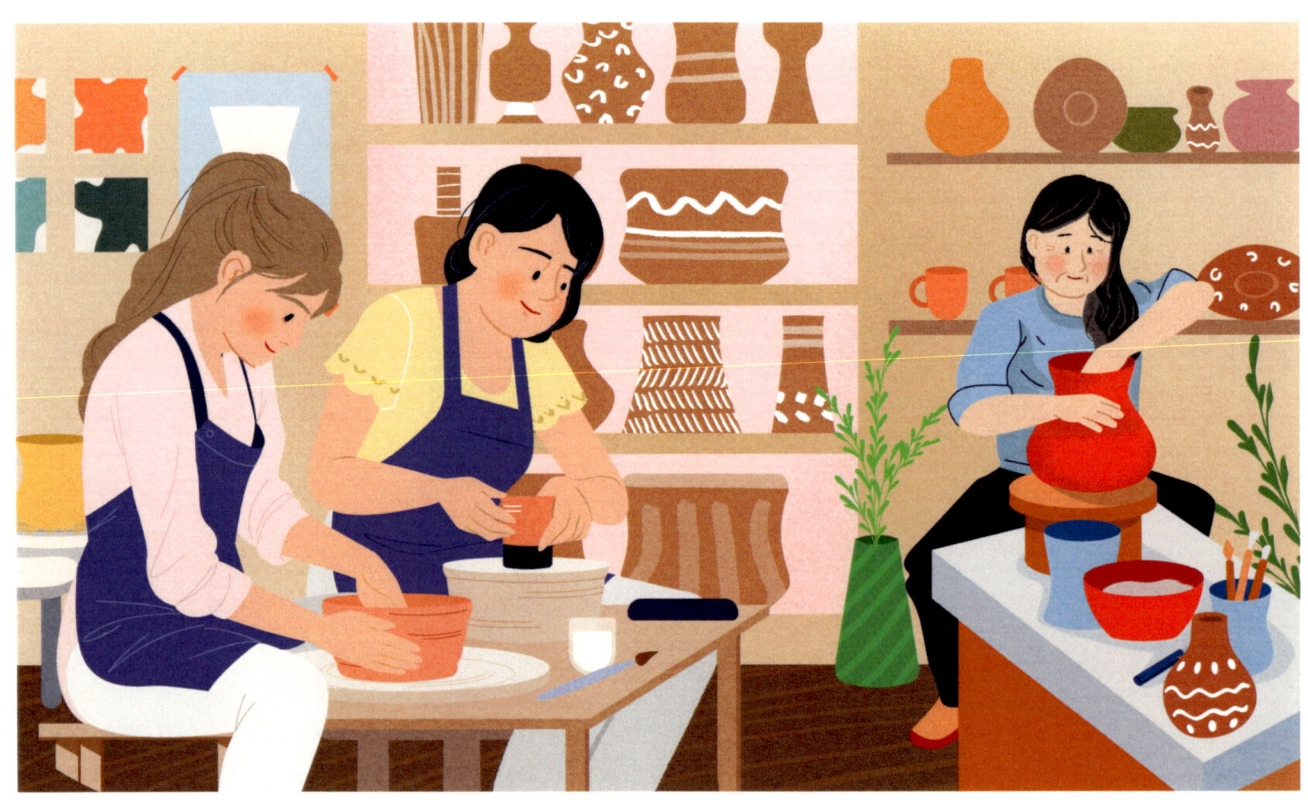

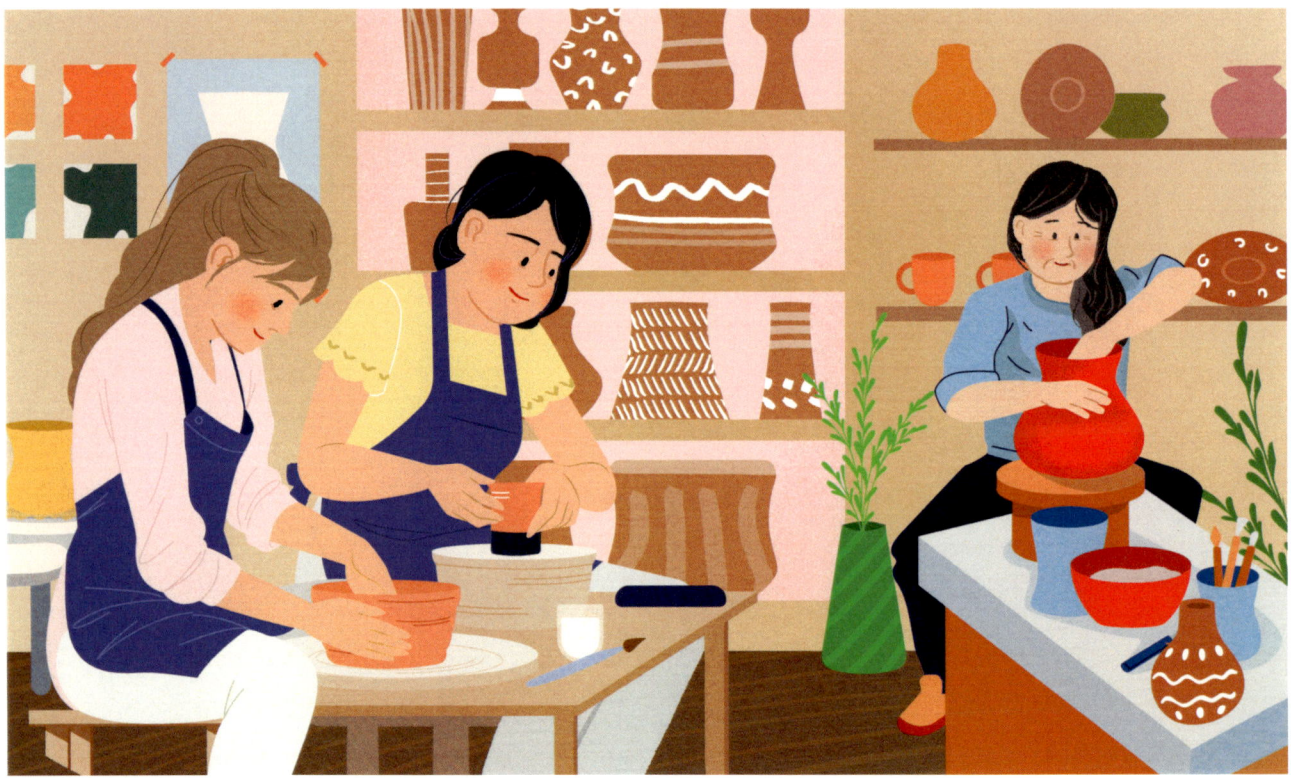

신나는 춤추기

두 그림의 다른 부분 5곳을 찾아 동그라미 해보세요.

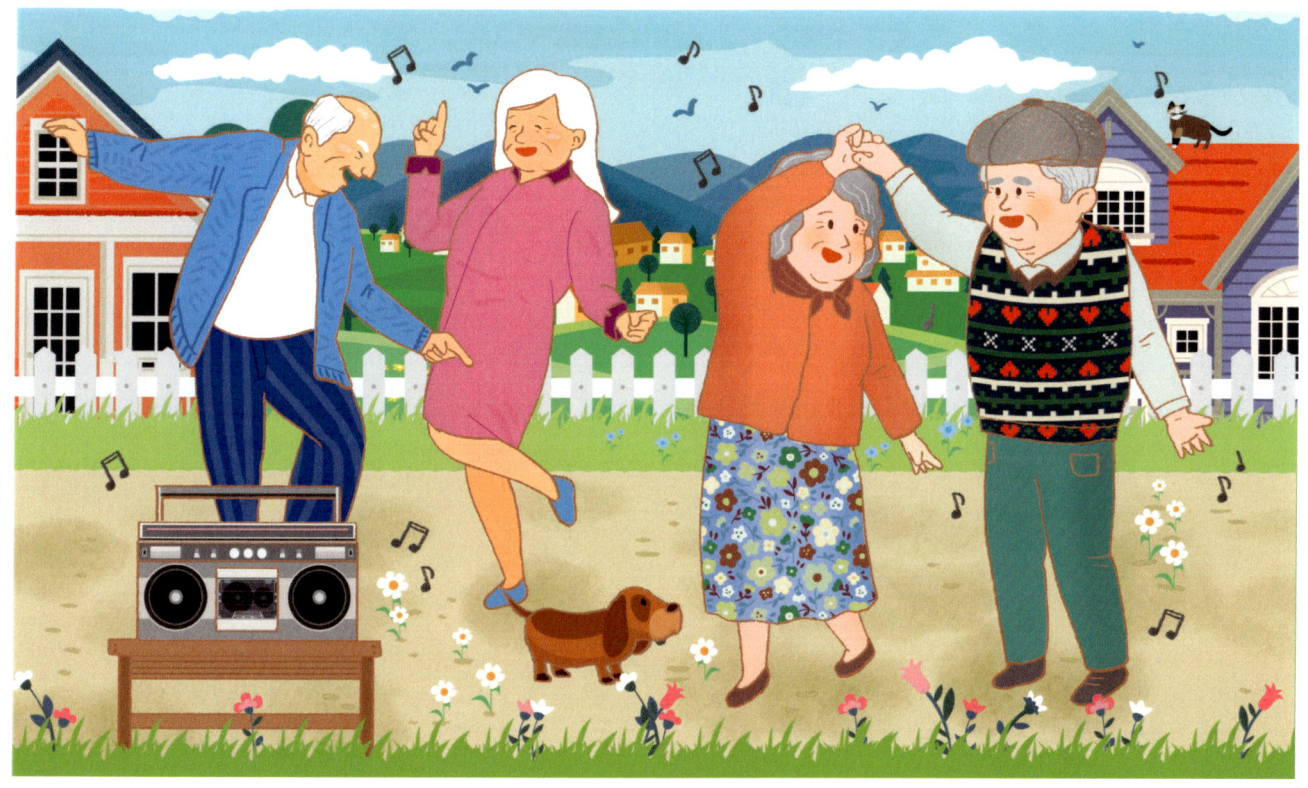

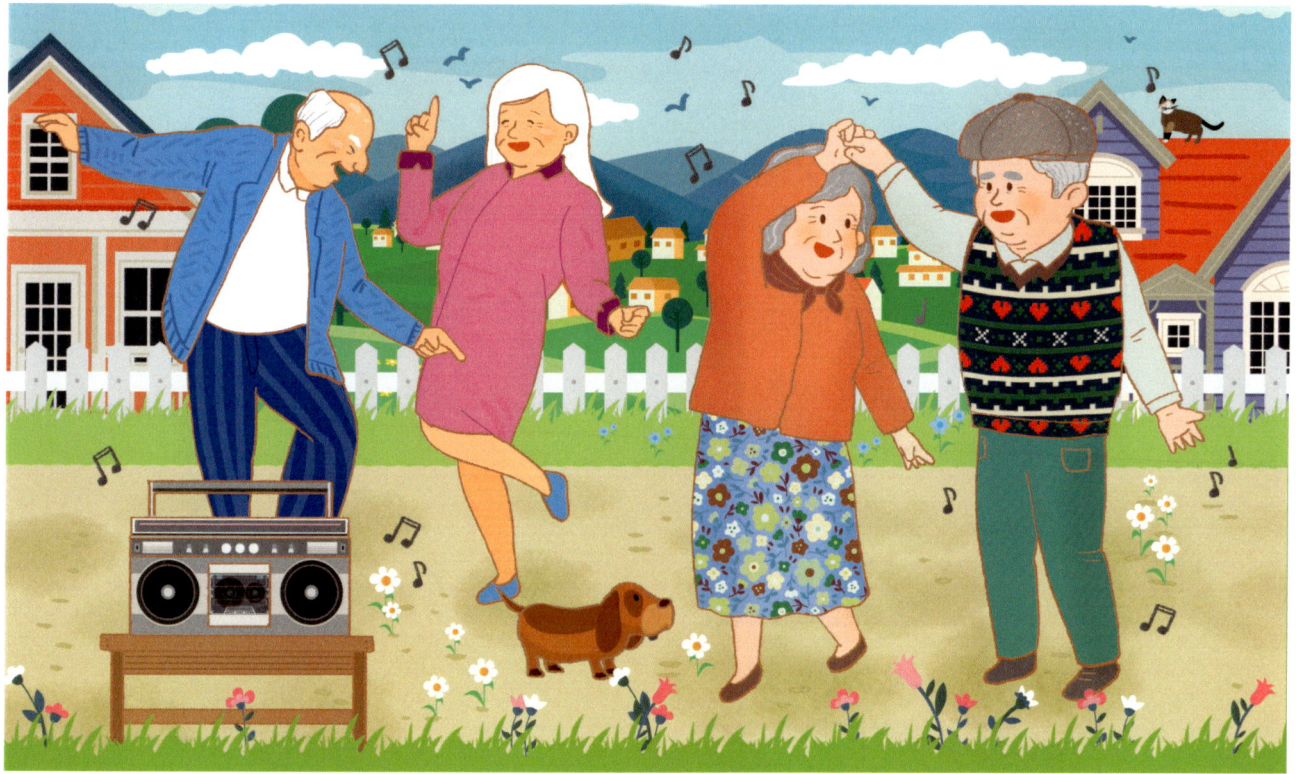

쓰레기 줍기

두 그림의 다른 부분 5곳을 찾아 동그라미 해보세요.

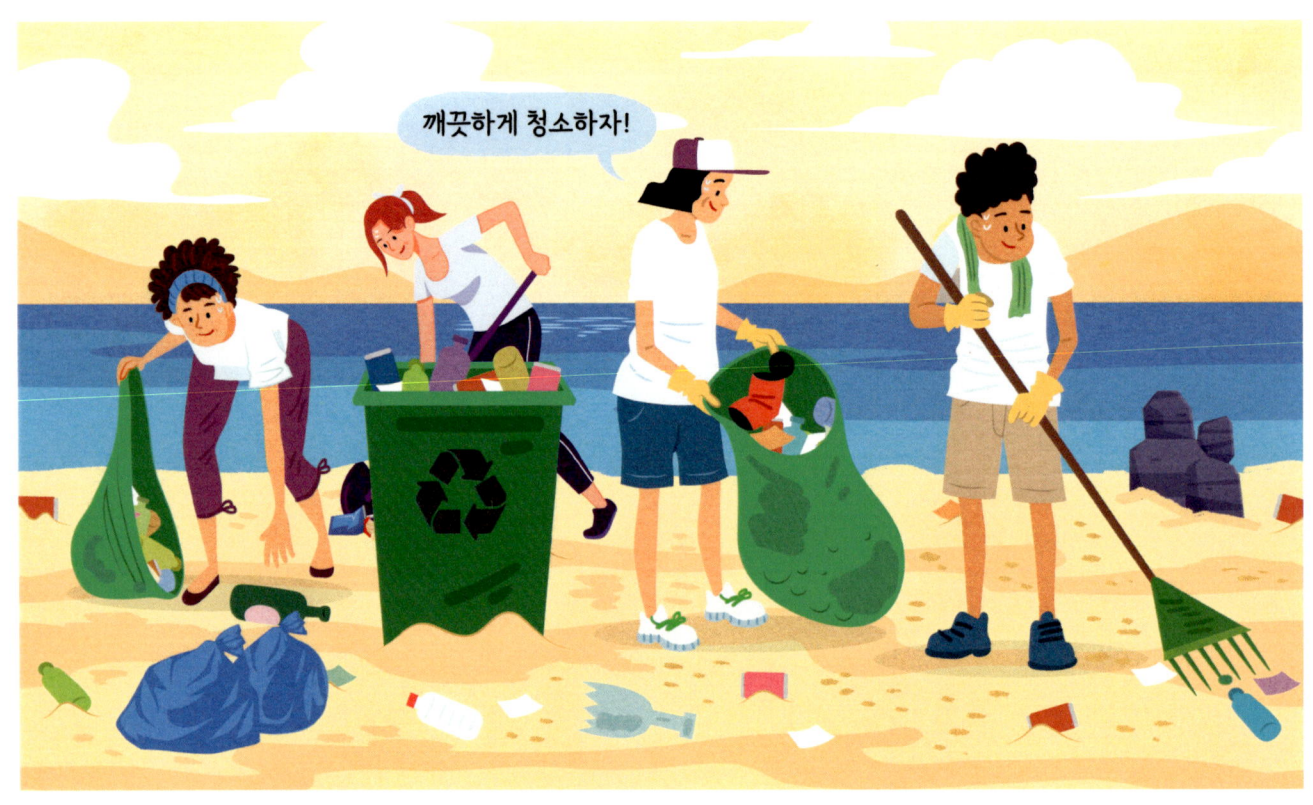

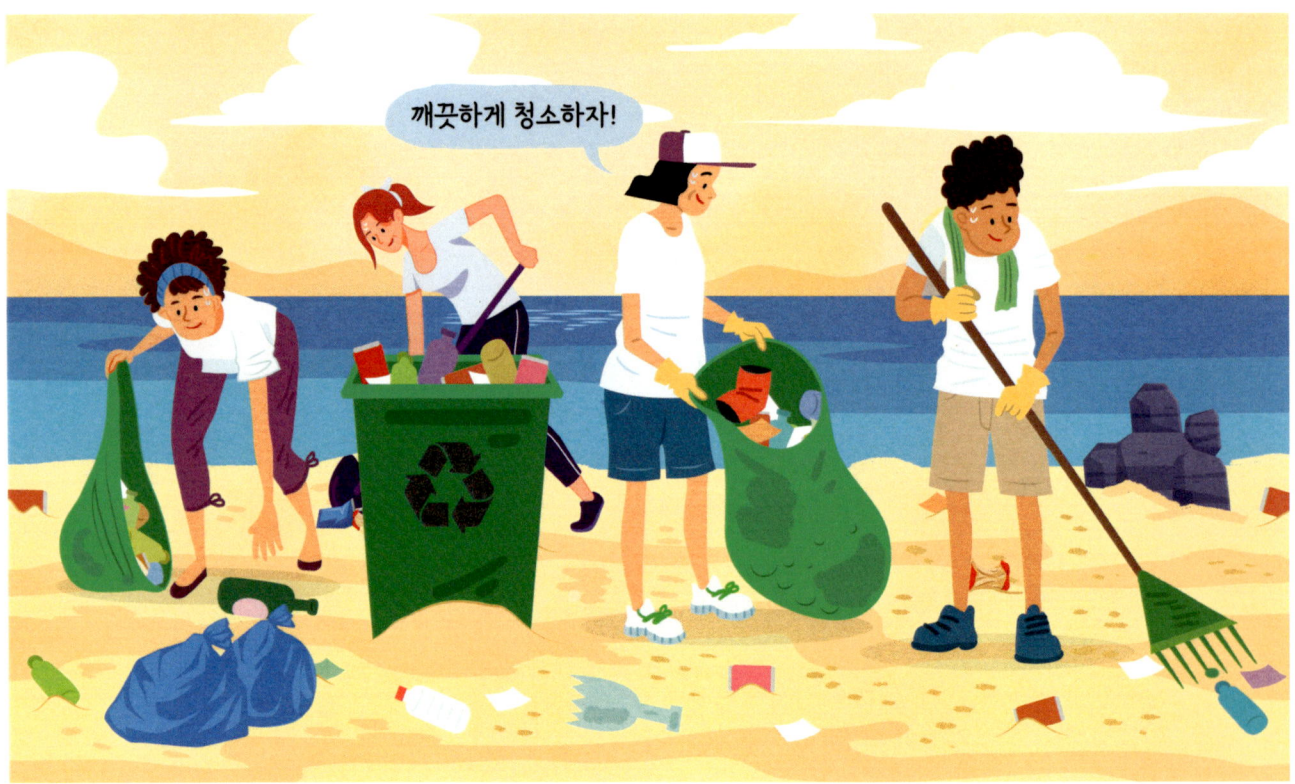

달고나 만들기

두 그림의 다른 부분 5곳을 찾아 동그라미 해보세요.

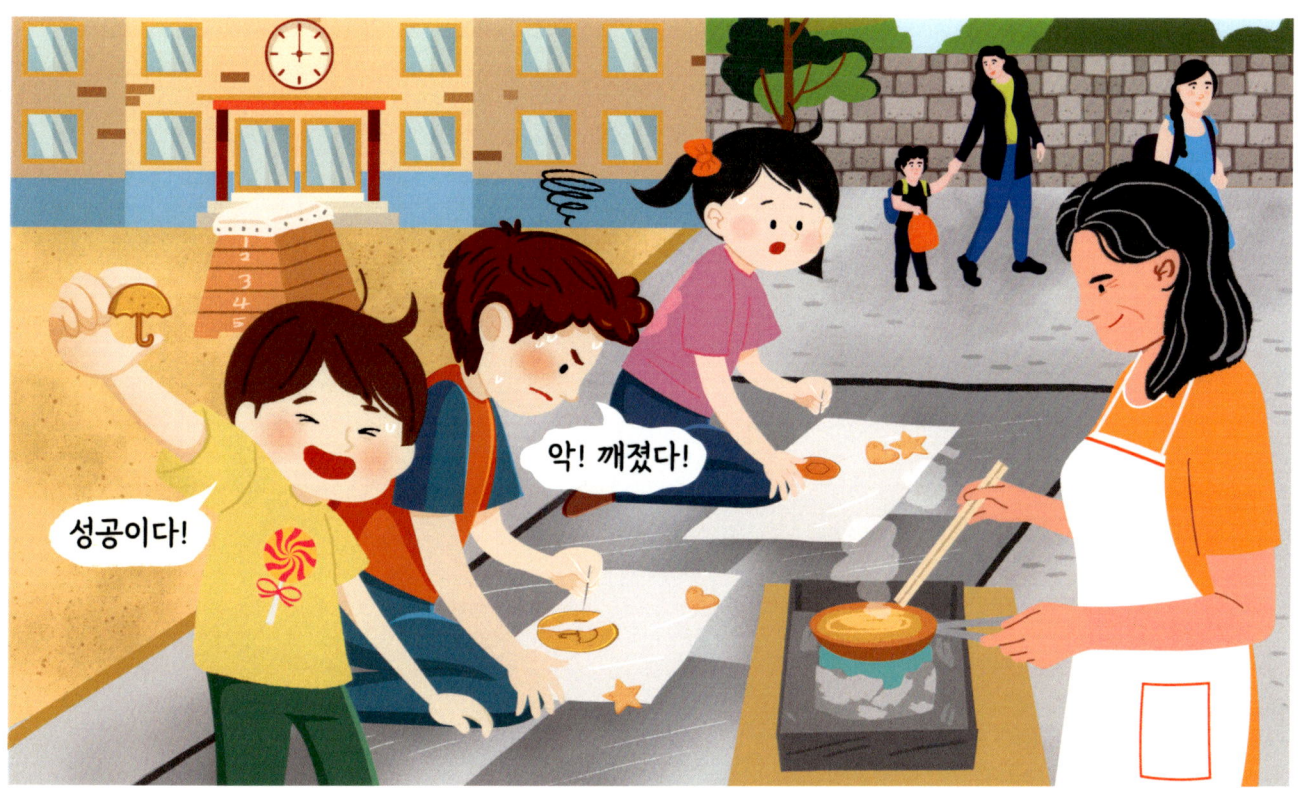

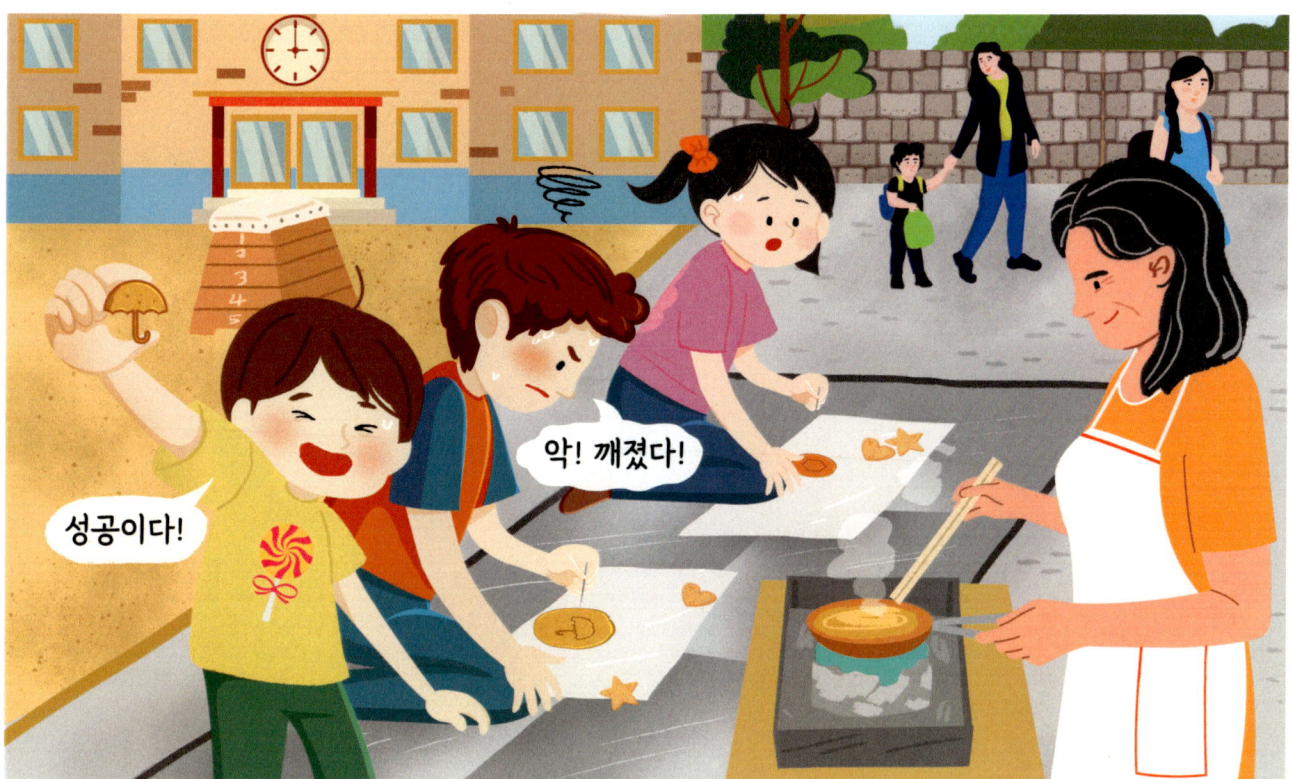

땅따먹기

두 그림의 다른 부분 5곳을 찾아 동그라미 해보세요.

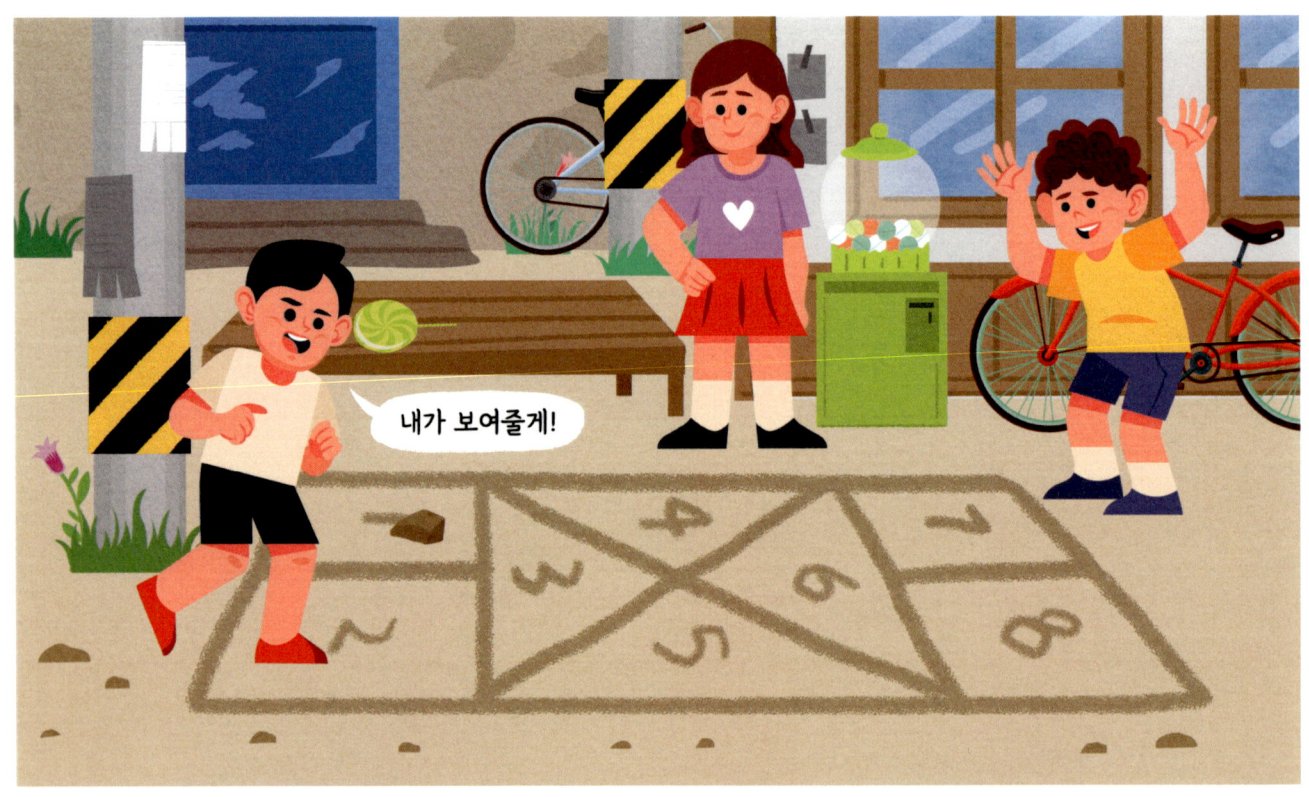

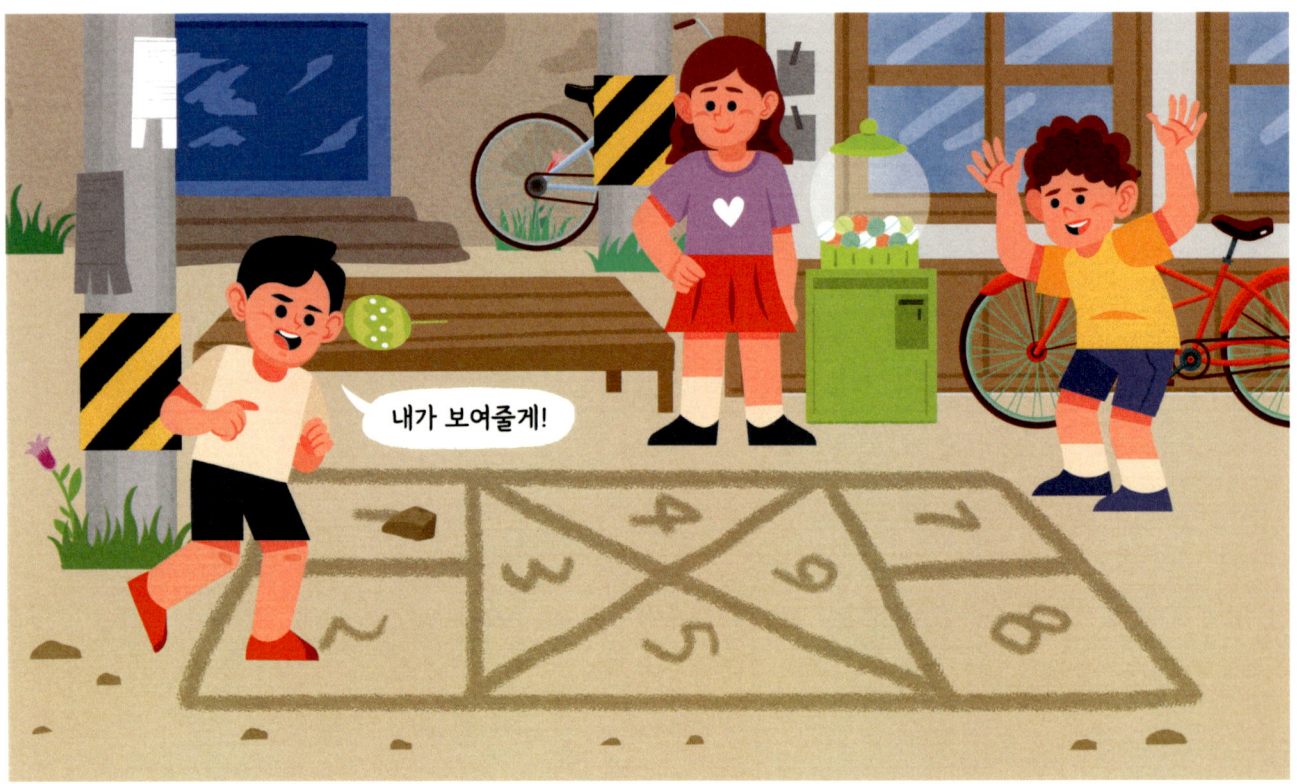

영화관

두 그림의 다른 부분 5곳을 찾아 동그라미 해보세요.

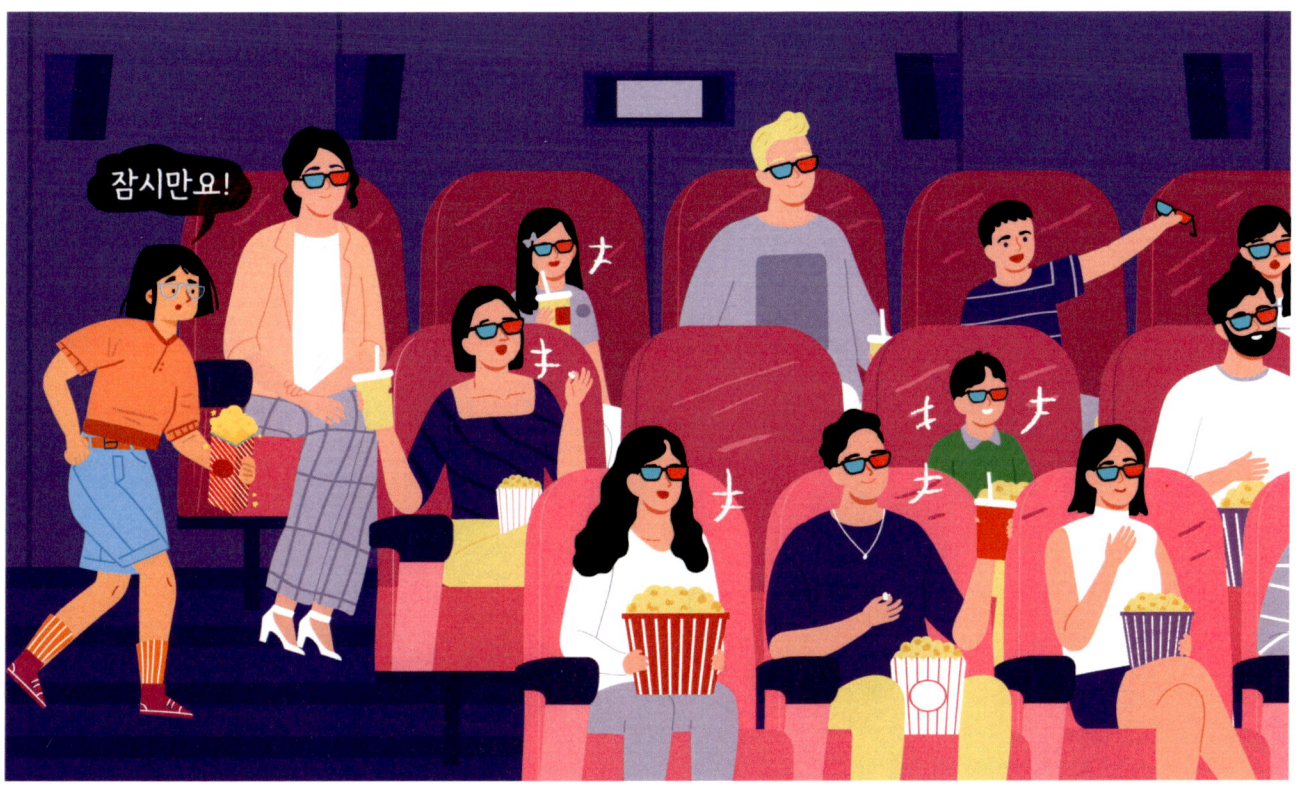

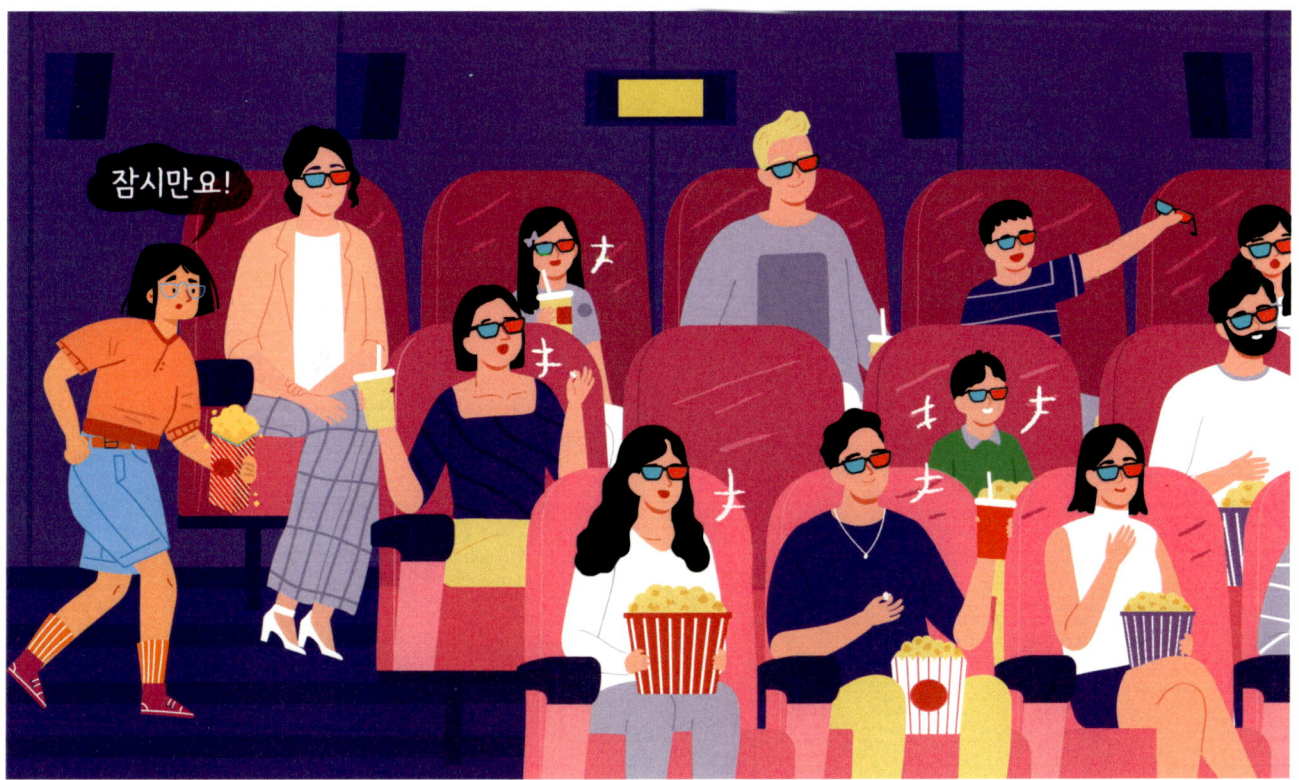

작업실

두 그림의 다른 부분 5곳을 찾아 동그라미 해보세요.

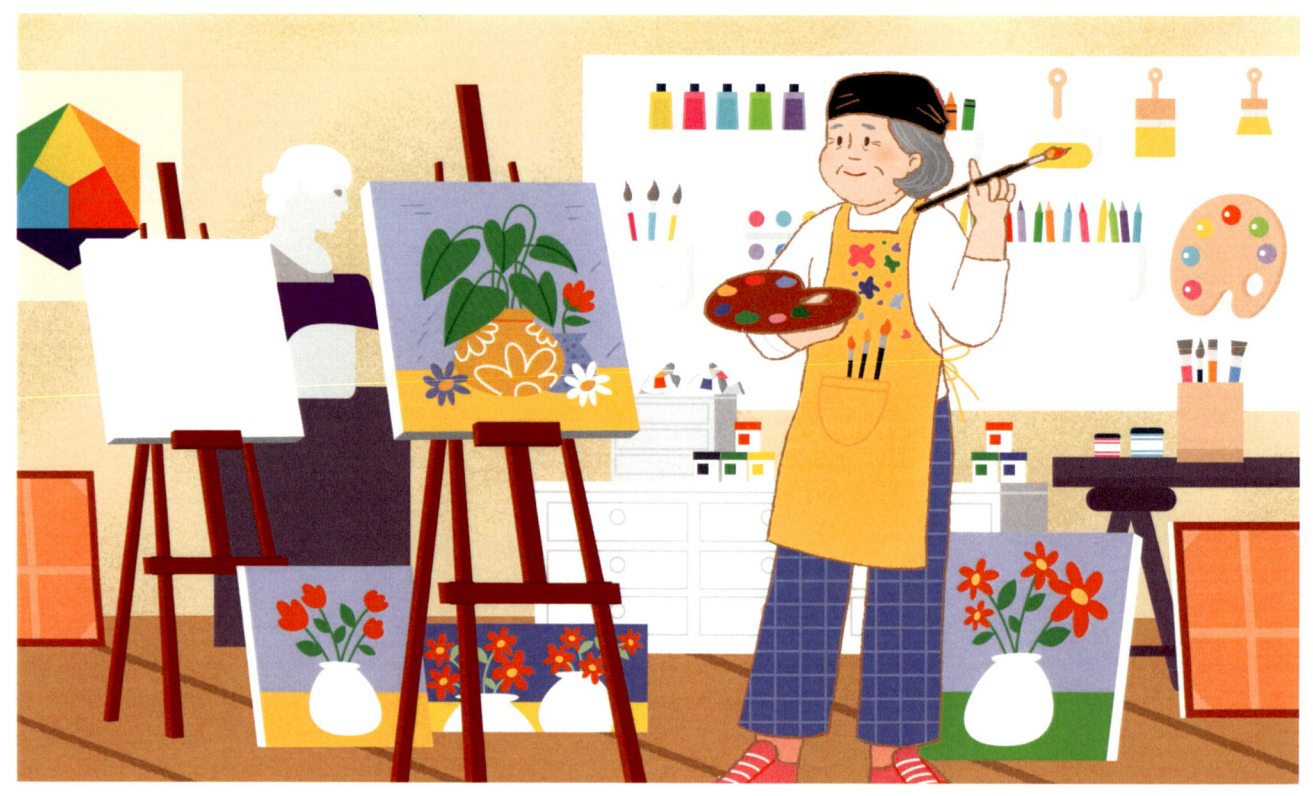

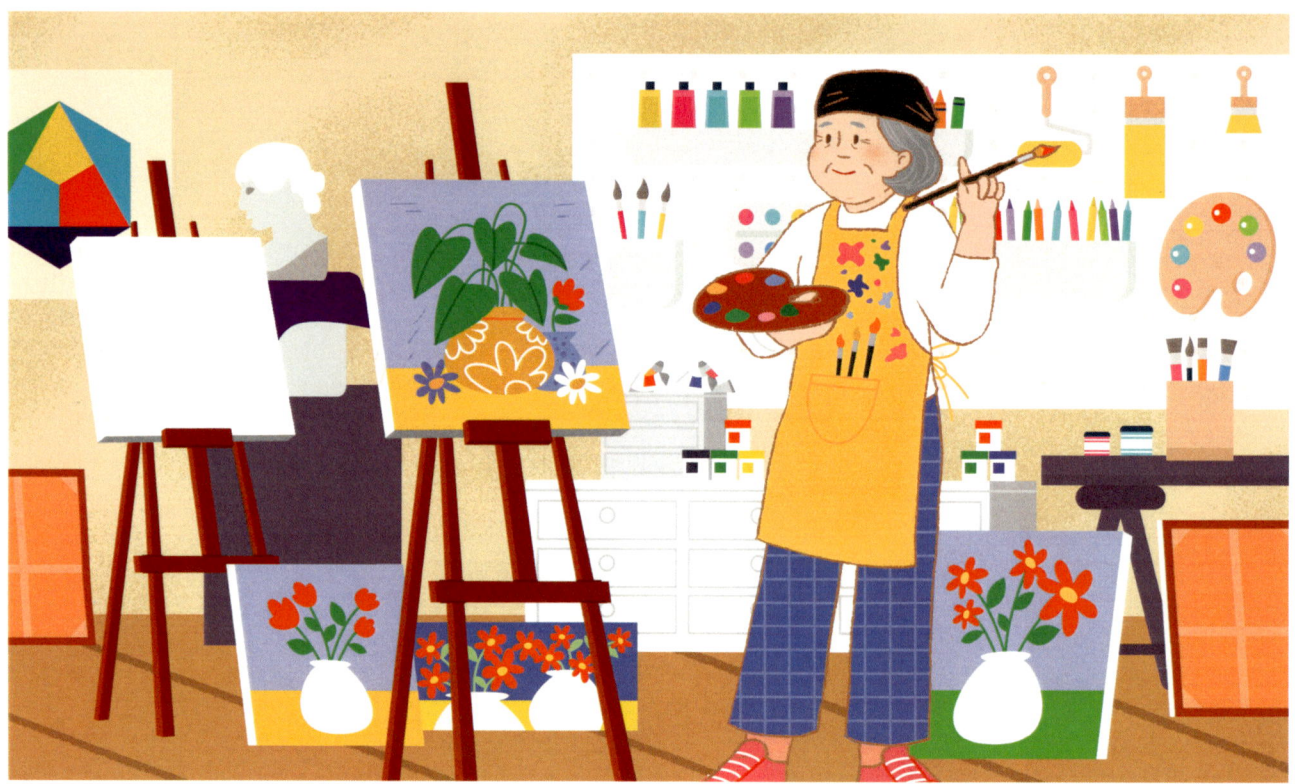

지하철 통로

두 그림의 다른 부분 5곳을 찾아 동그라미 해보세요.

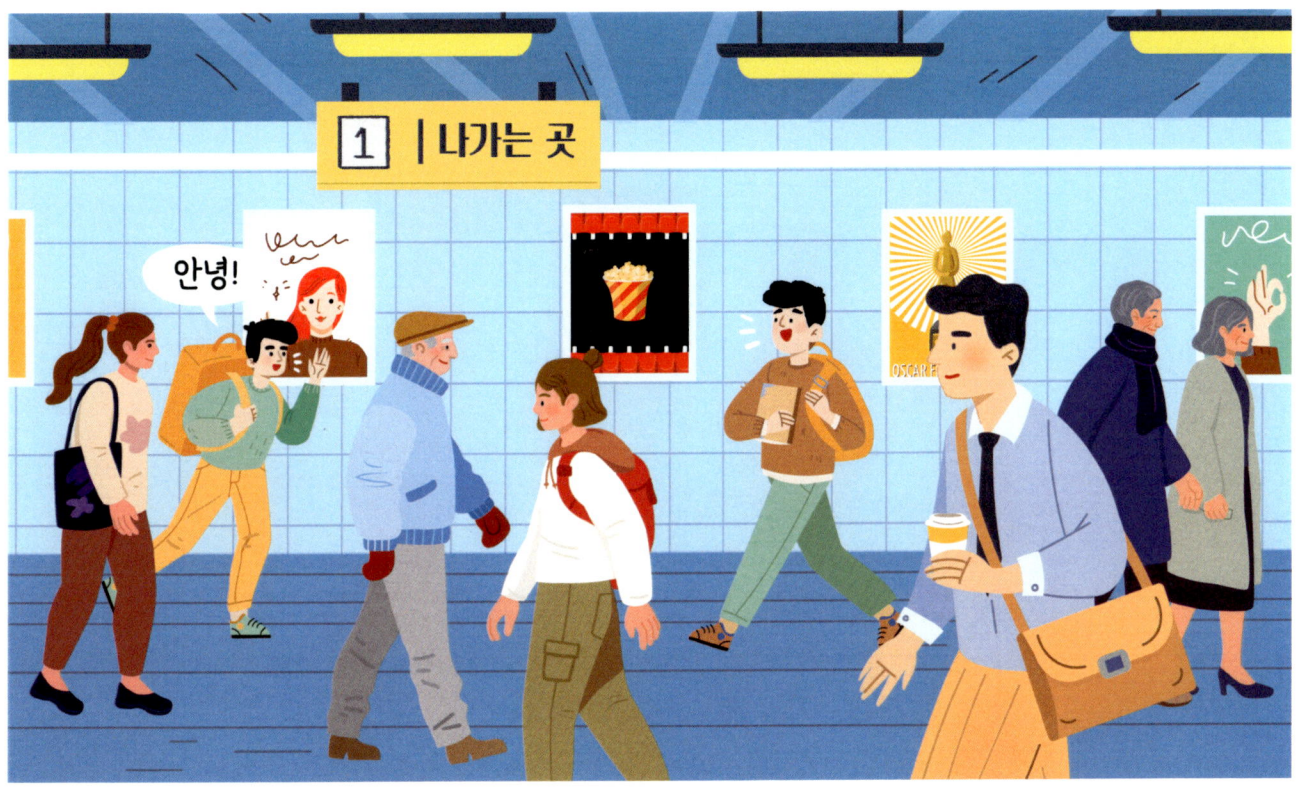

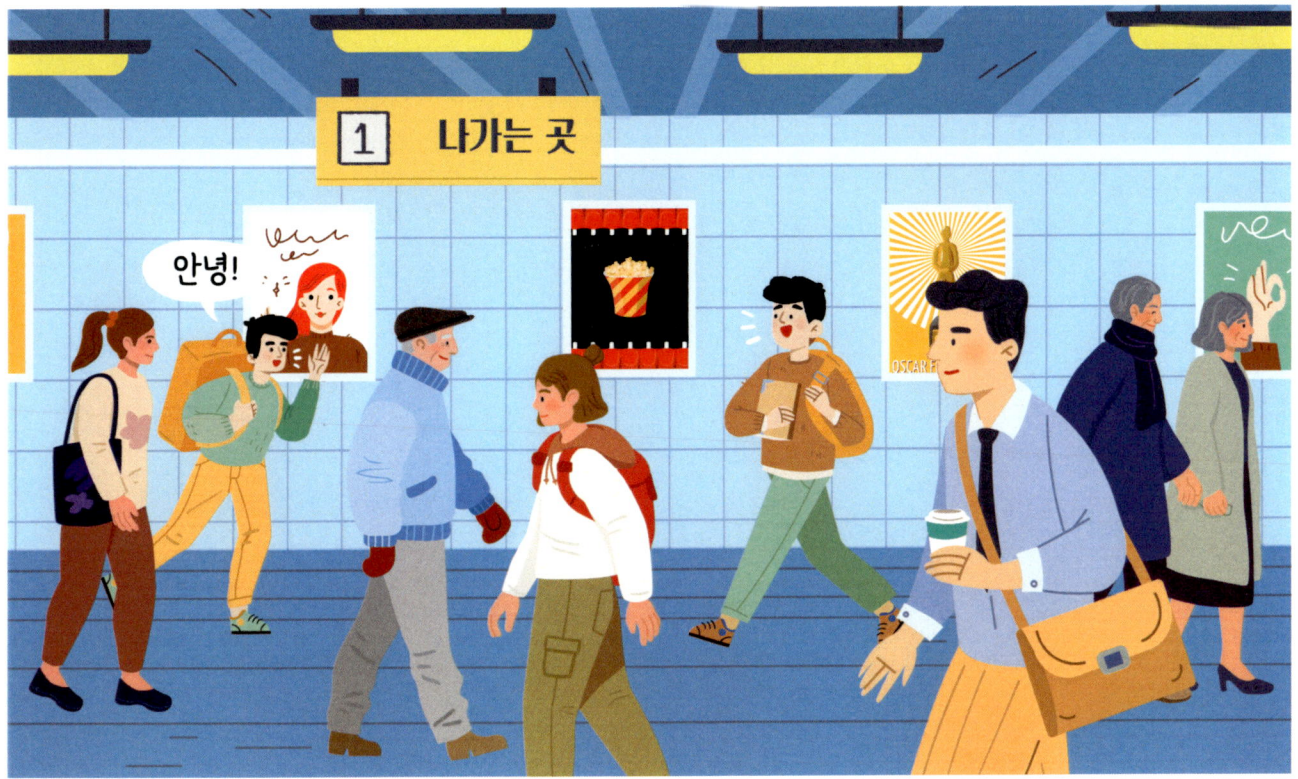

공기놀이

두 그림의 다른 부분 5곳을 찾아 동그라미 해보세요.

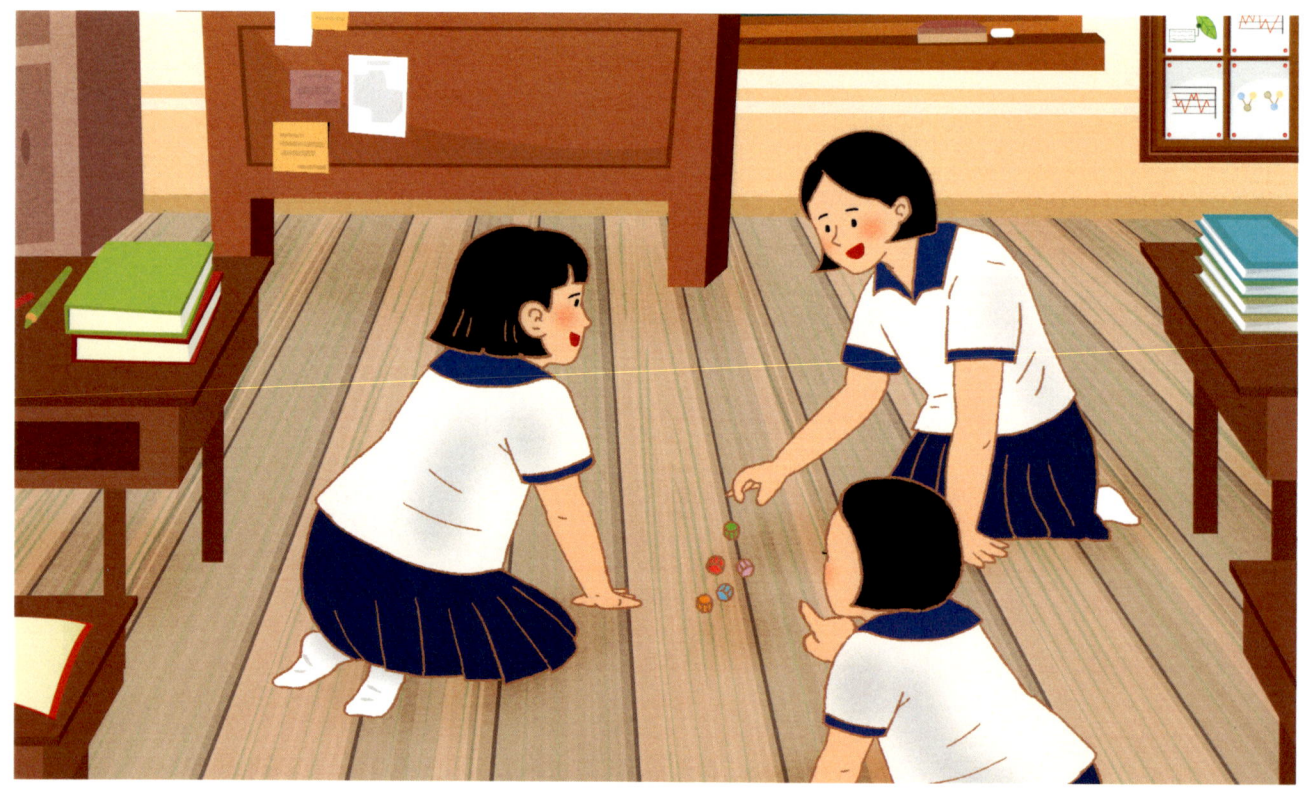

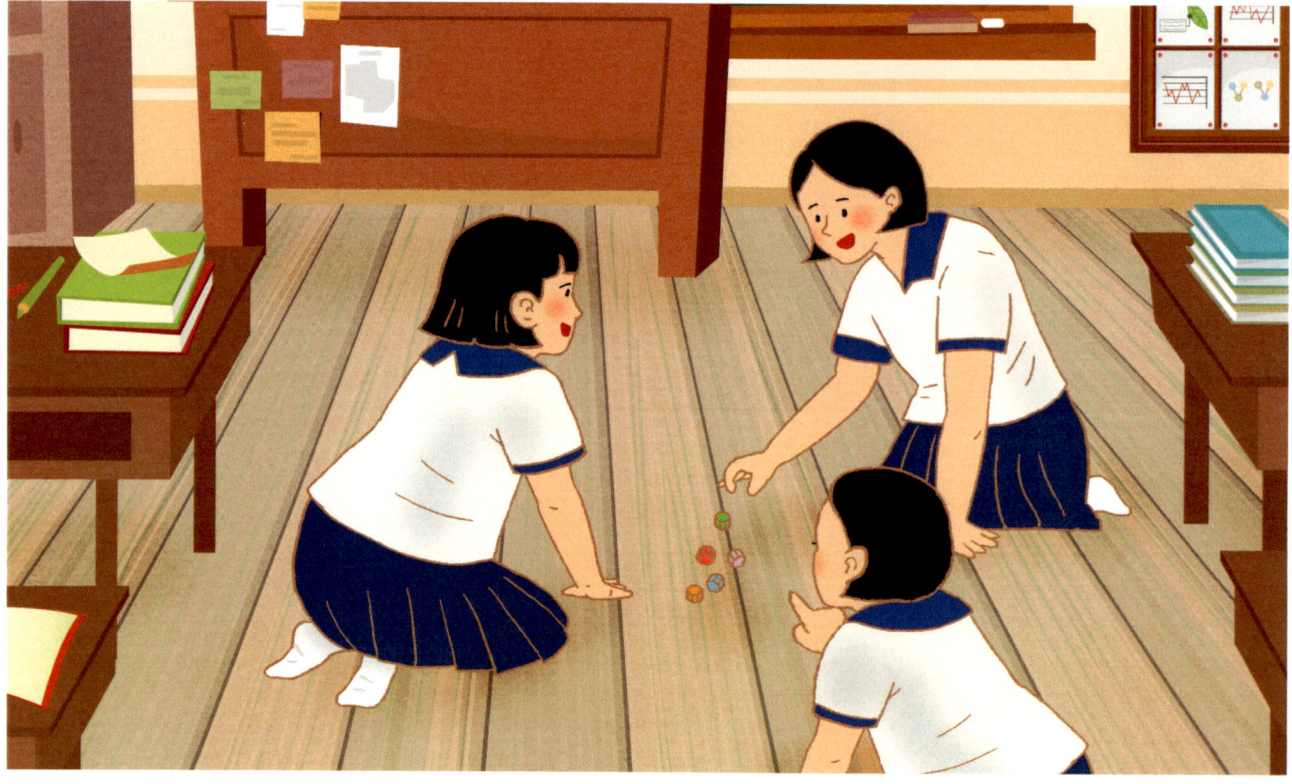

추억의 물건

두 그림의 다른 부분 5곳을 찾아 동그라미 해보세요.

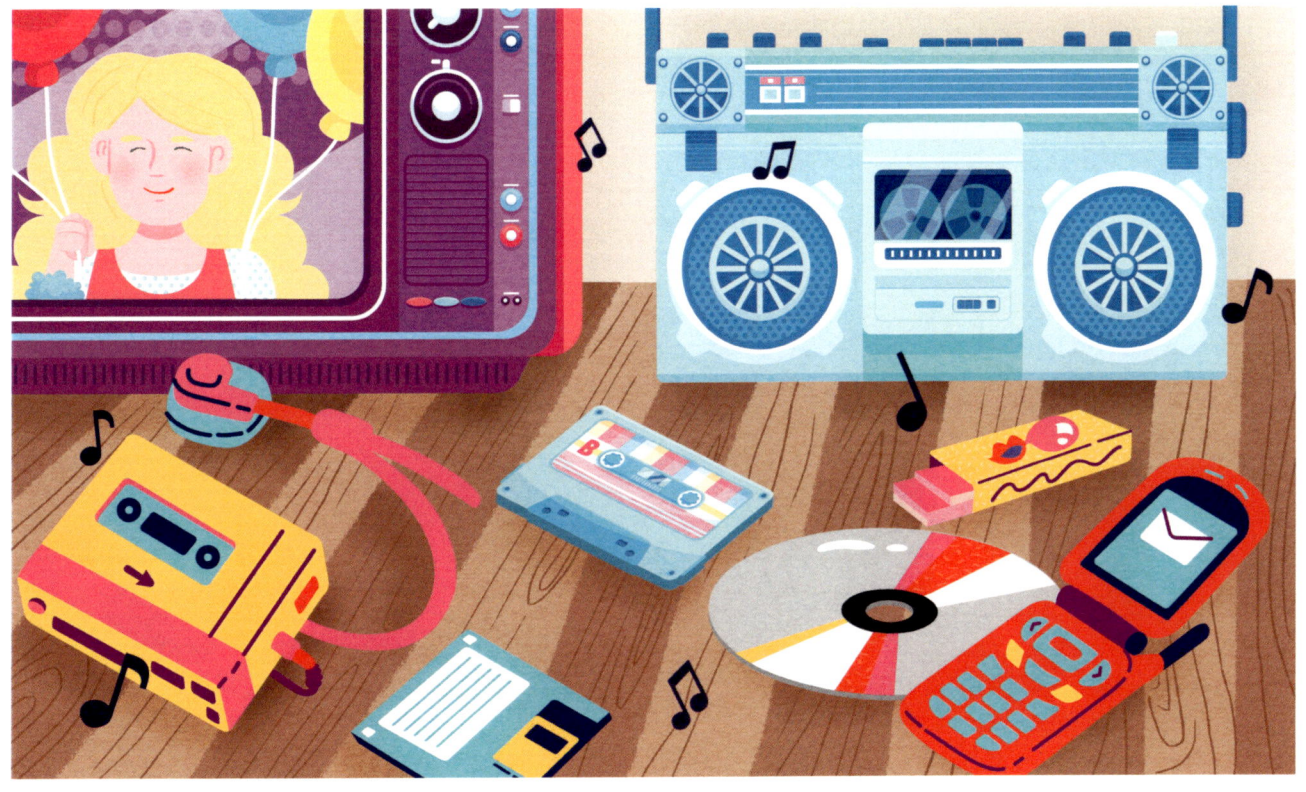

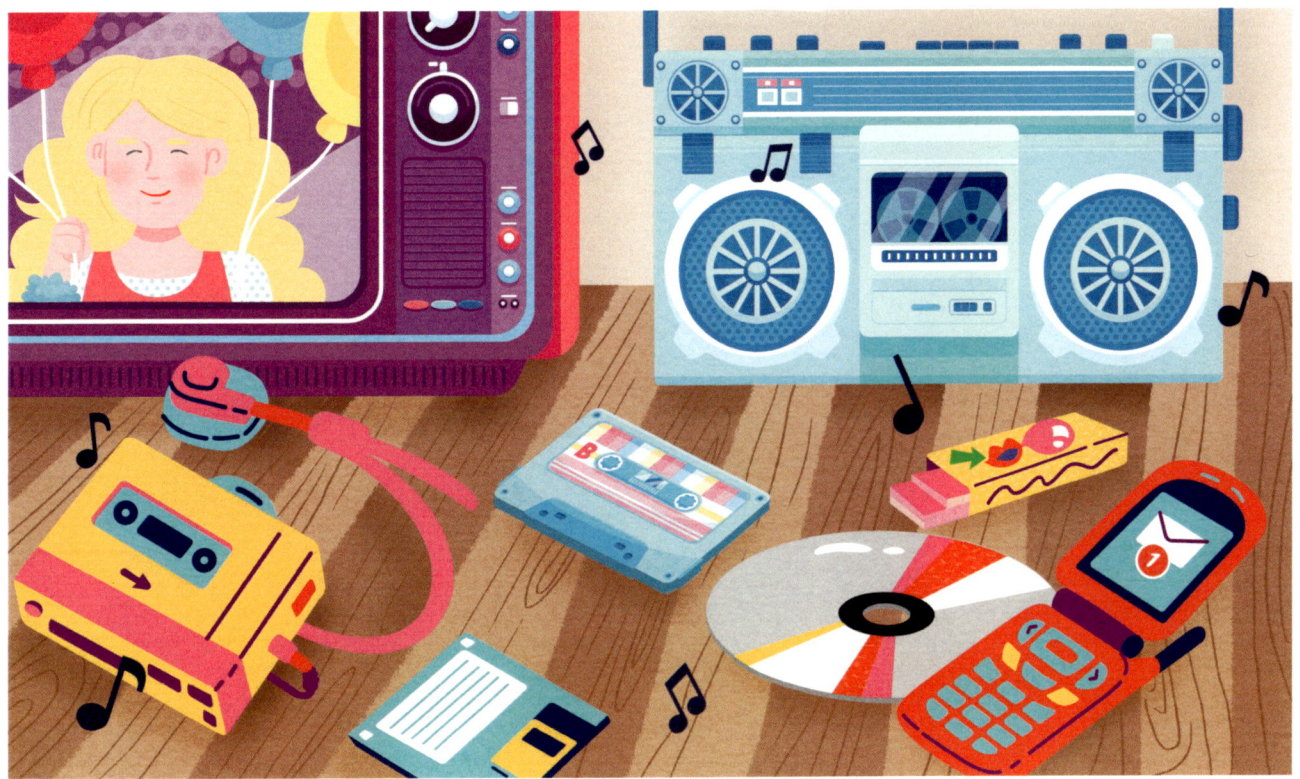

농장 체험

두 그림의 다른 부분 5곳을 찾아 동그라미 해보세요.

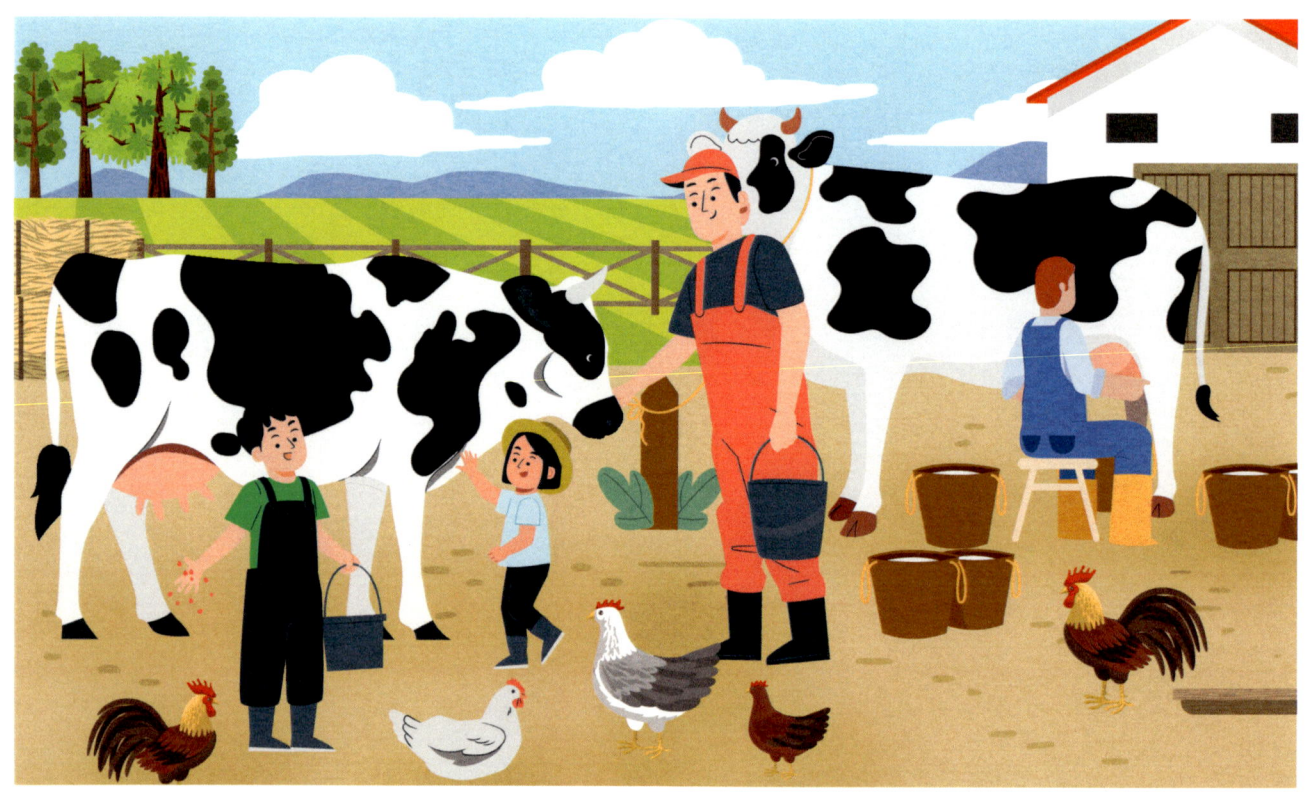

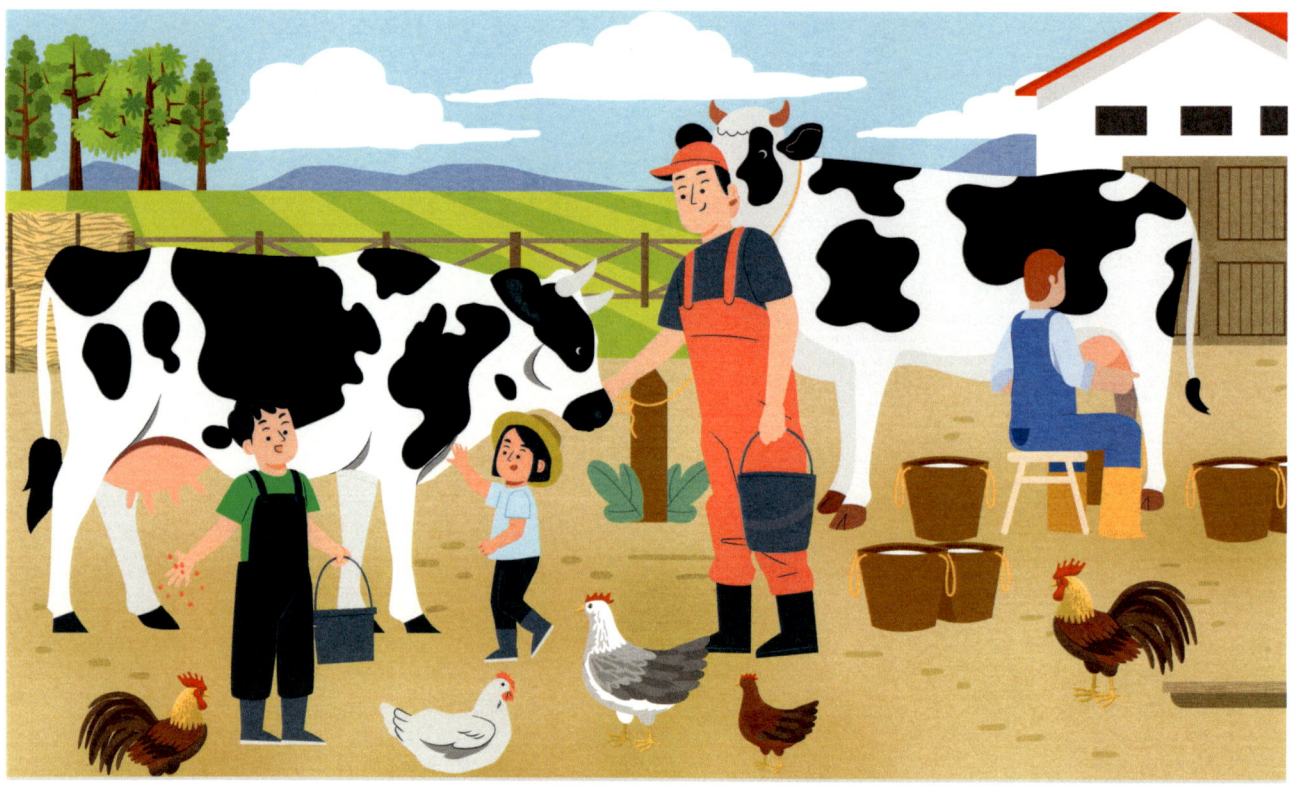

음악실

두 그림의 다른 부분 5곳을 찾아 동그라미 해보세요.

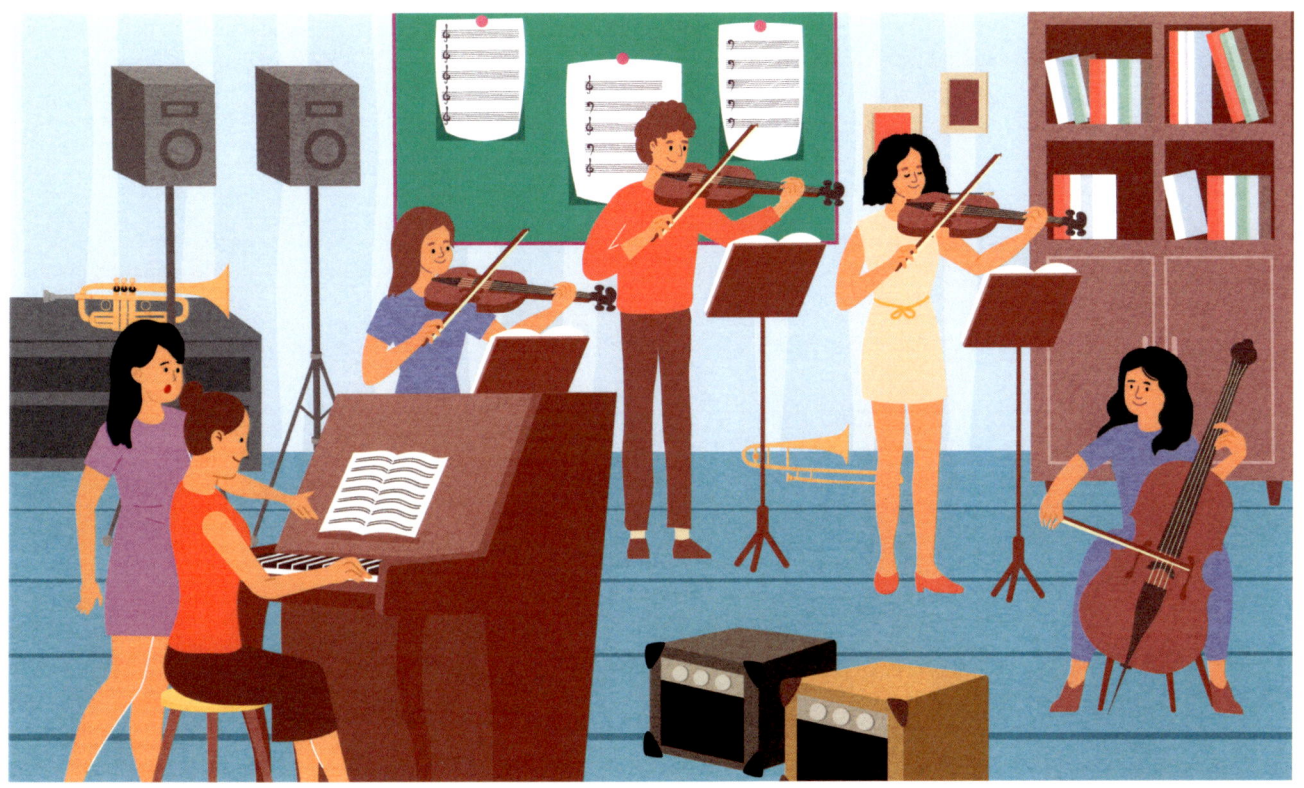

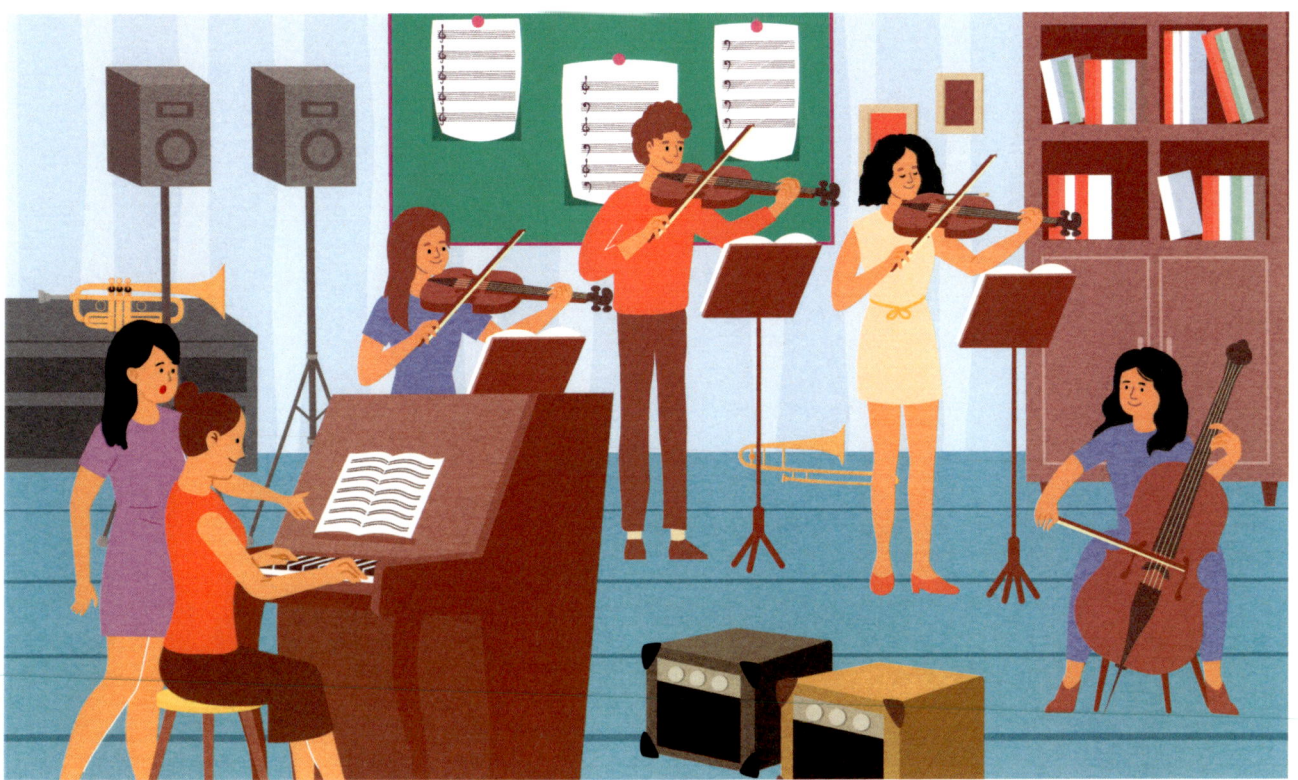

꽃집

두 그림의 다른 부분 5곳을 찾아 동그라미 해보세요.

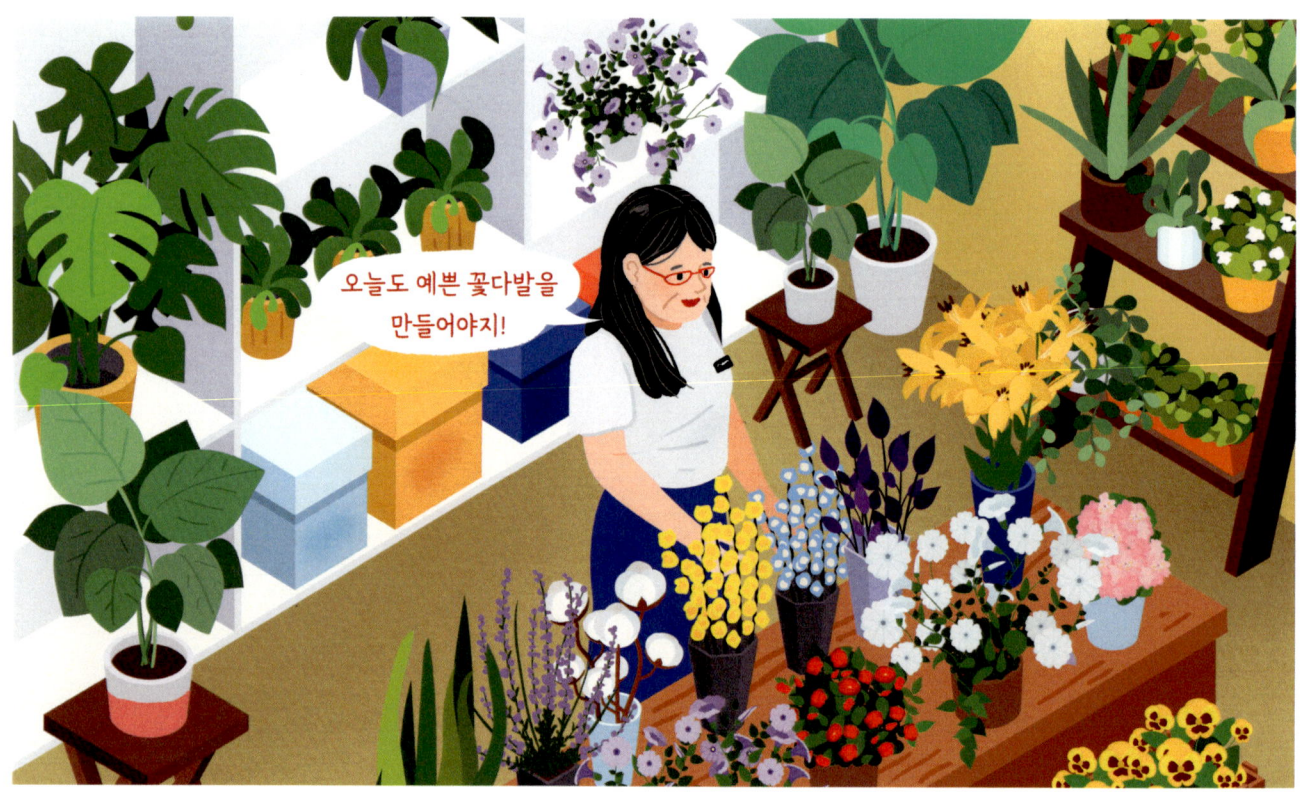

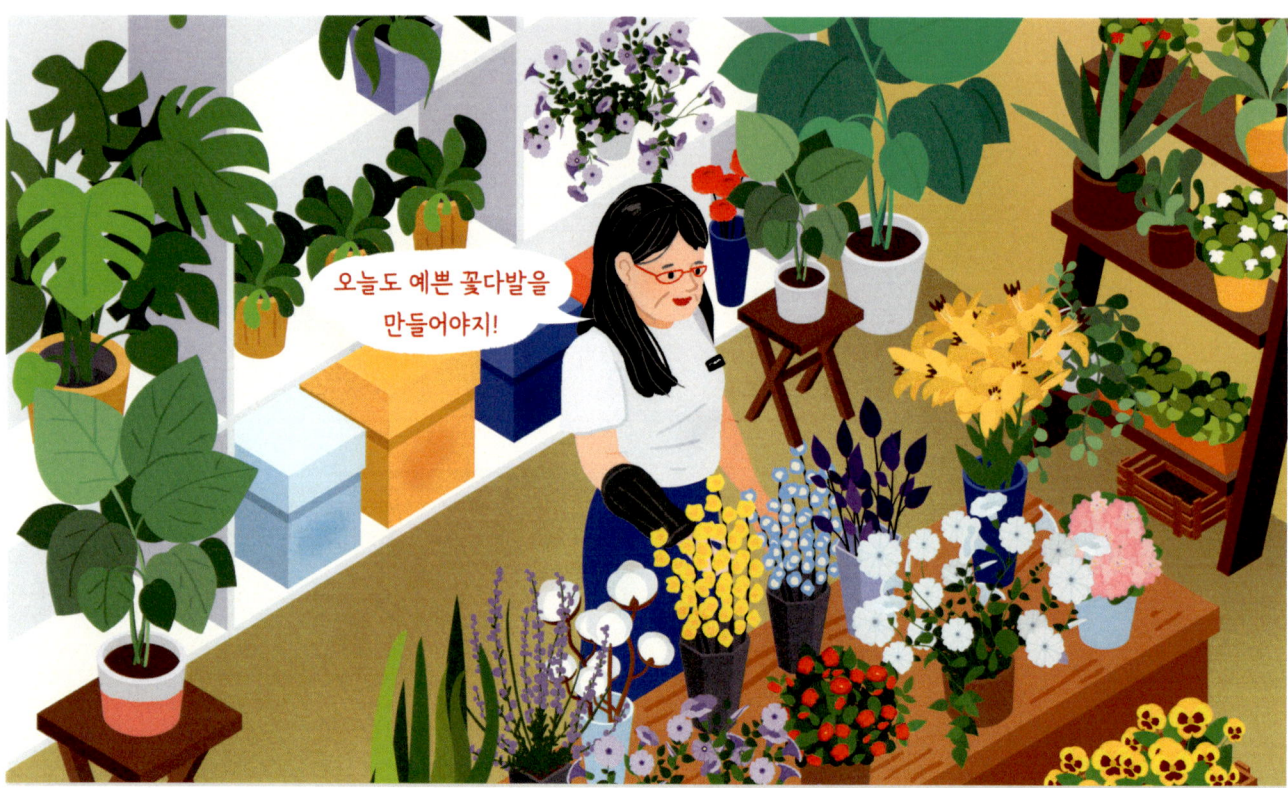

콘서트 1

그림을 잘 기억하고, 다음 장으로 넘어가세요.

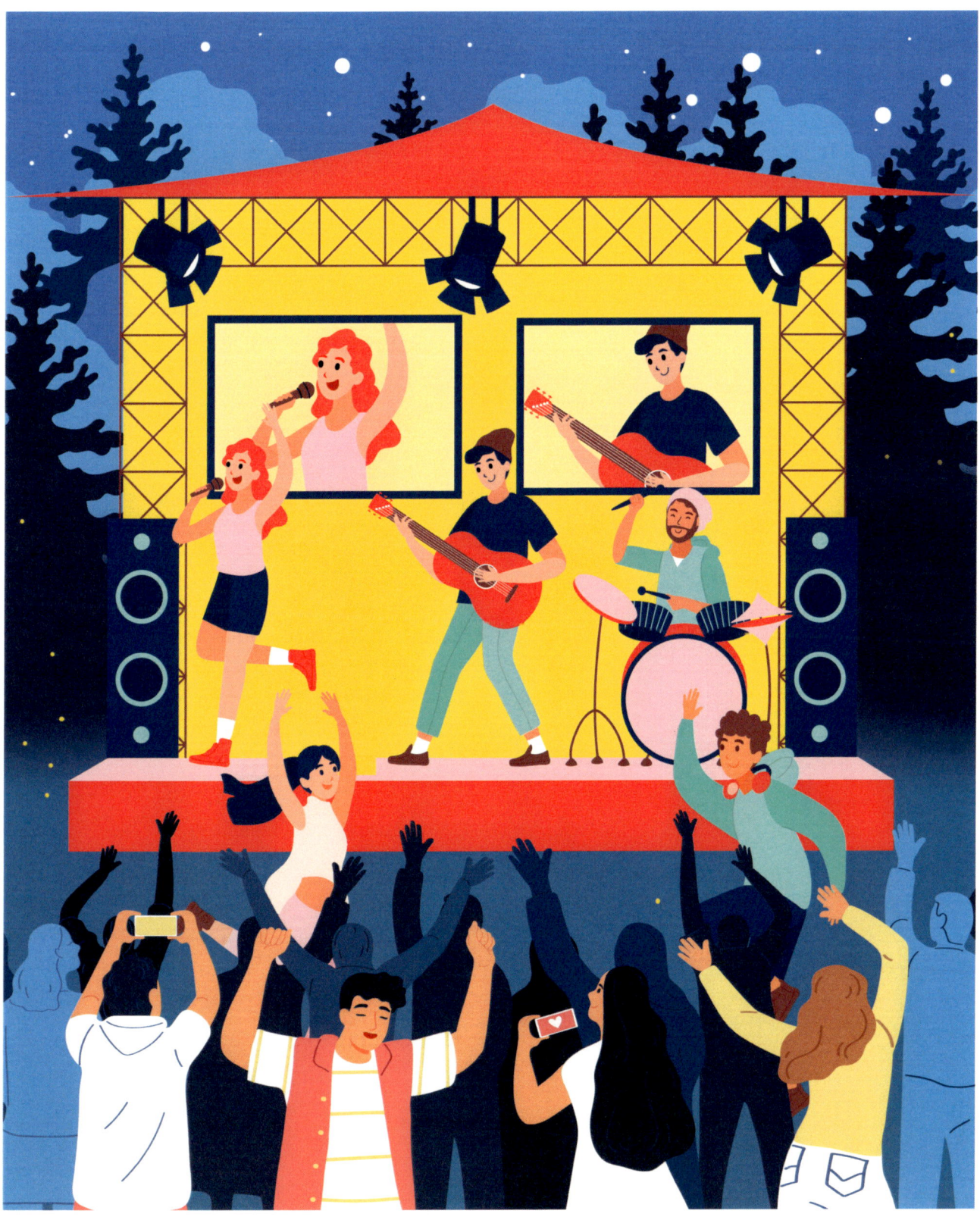

콘서트 2

앞 장을 잘 기억해 보고, 바뀐 모습 3곳을 찾아 동그라미 해보세요.

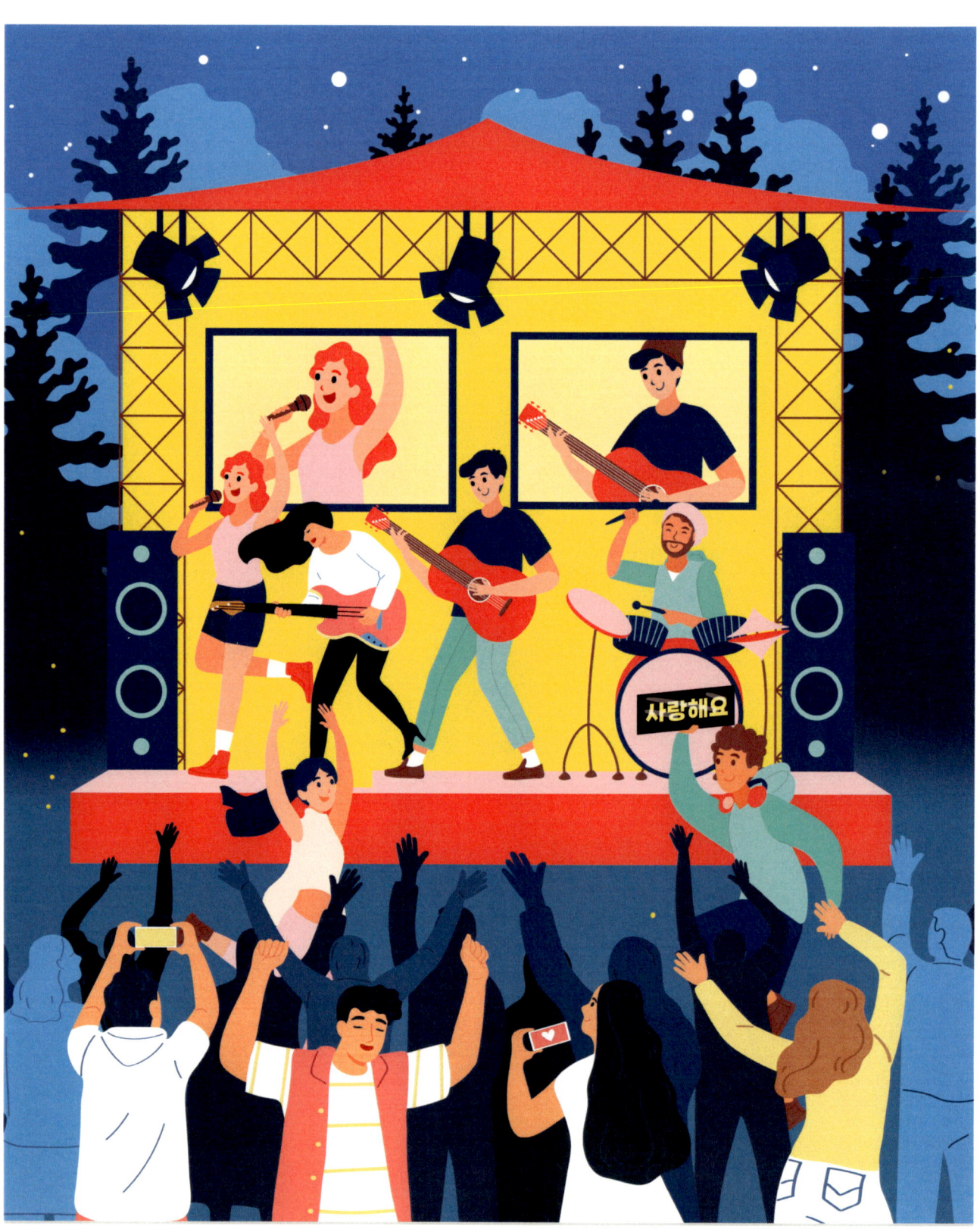

빨래 널기

두 그림의 다른 부분 5곳을 찾아 동그라미 해보세요.

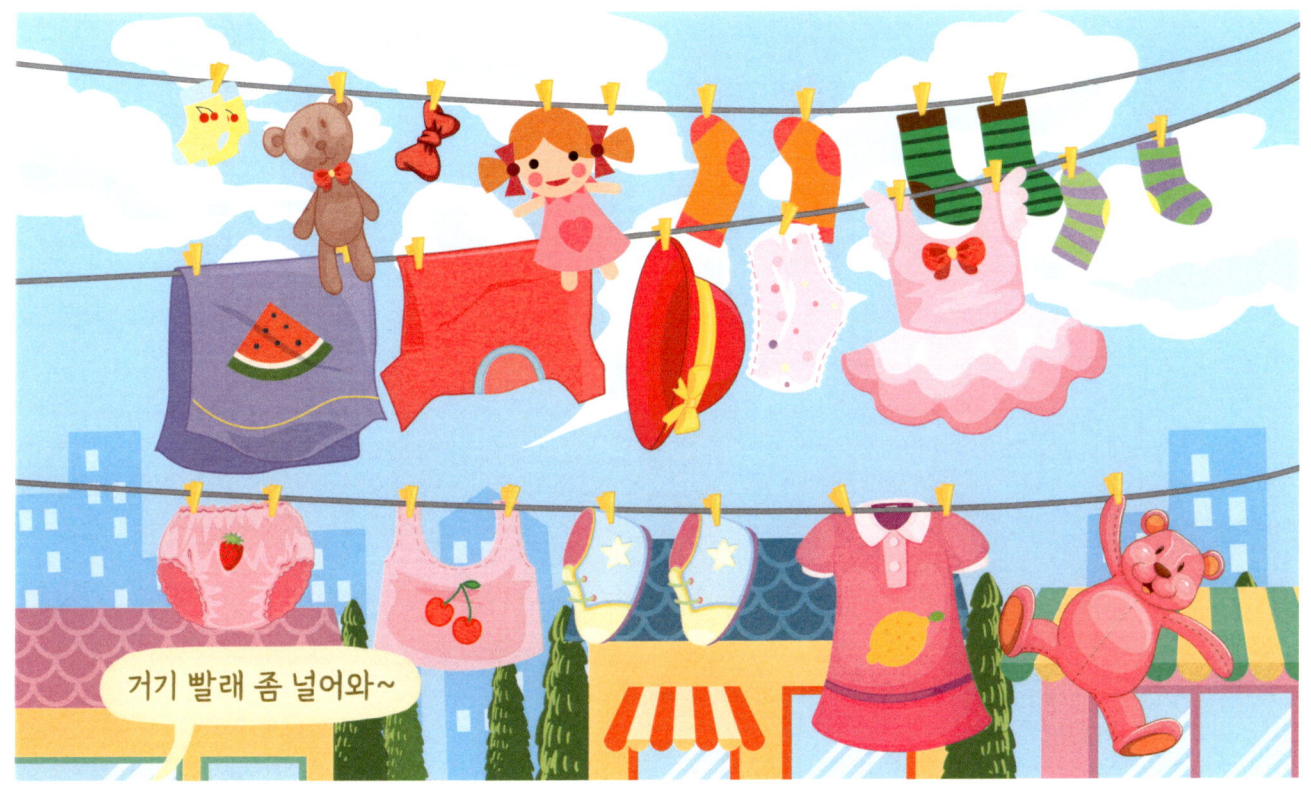

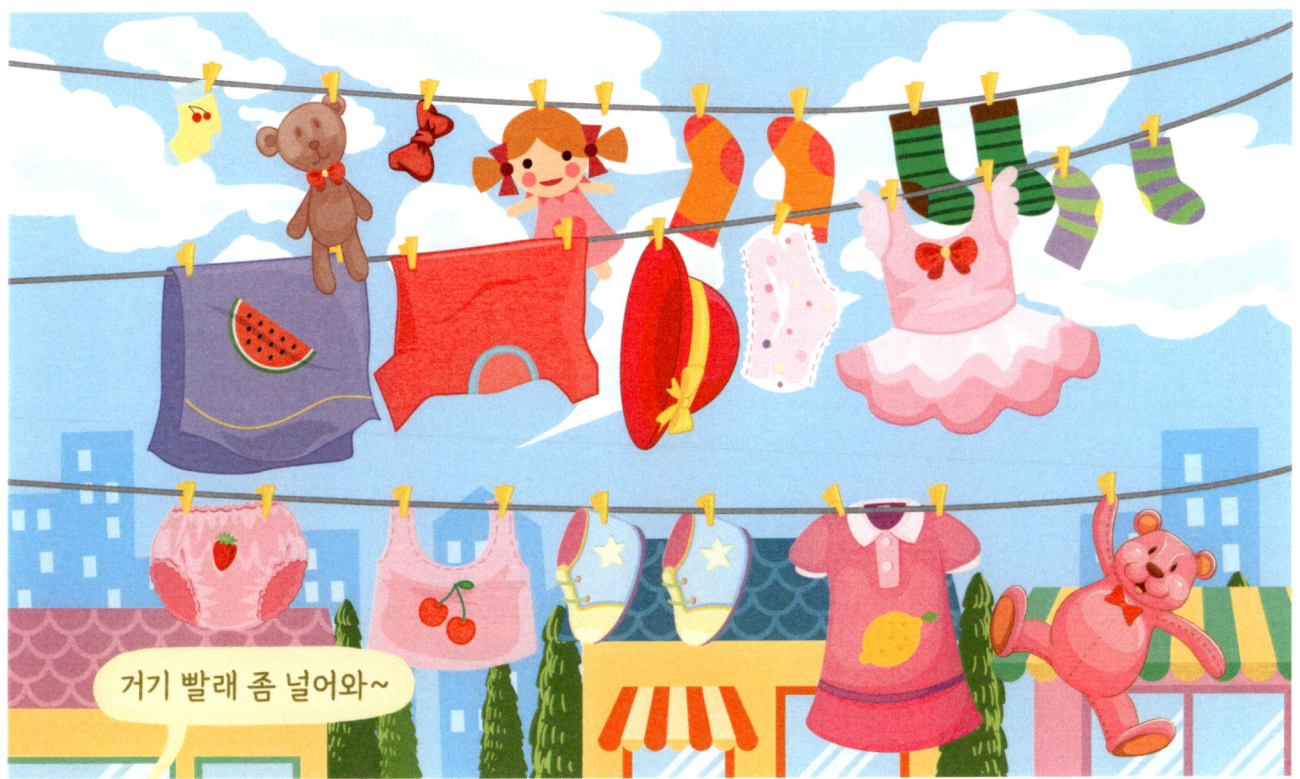

정답

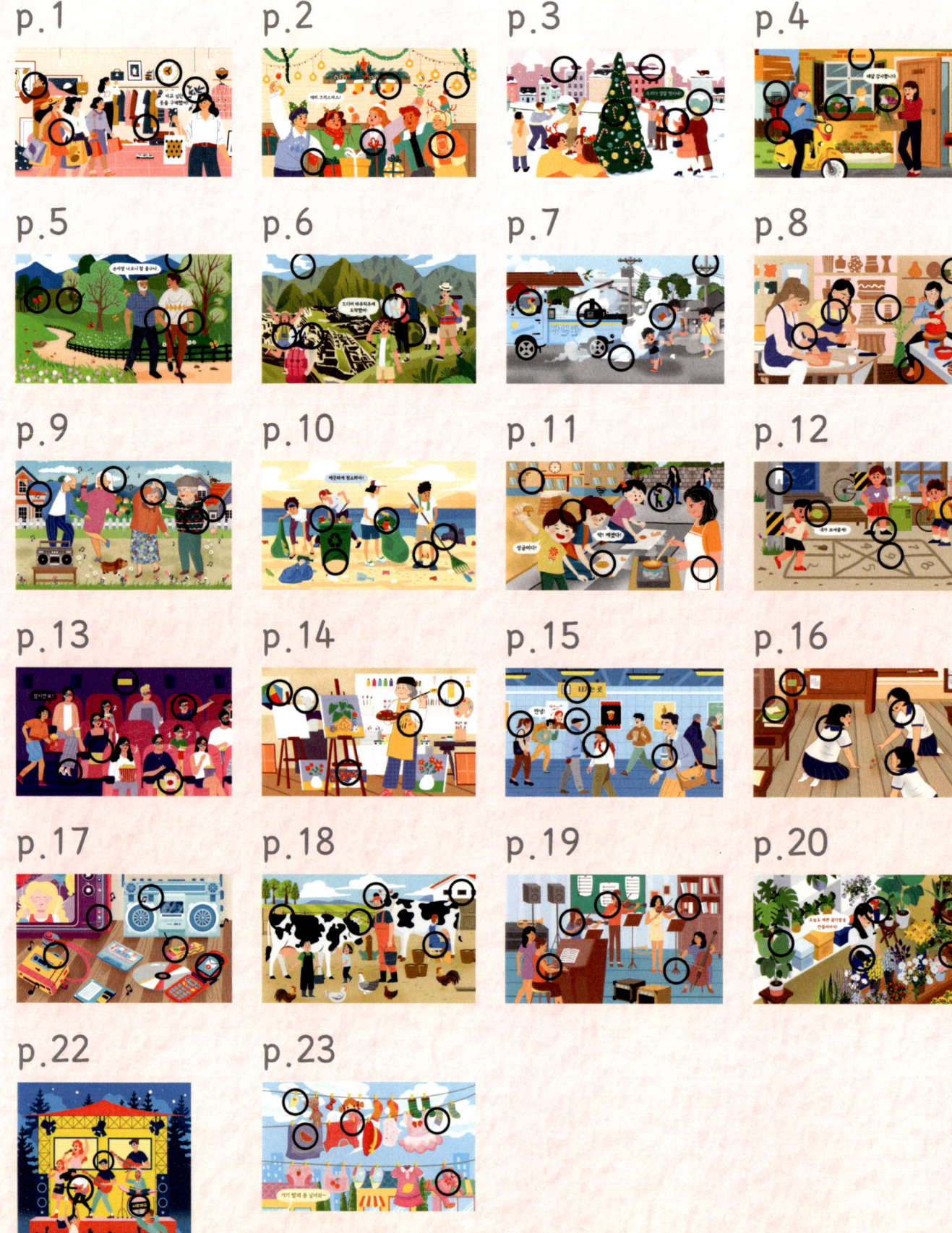